U0728260

中医药院校特色通识教育读本

捂子留读

·医药医事篇

严世芸
朱伟常 主编

中国中医药出版社
·北 京·

图书在版编目（CIP）数据

经子医读·医药医事篇，严世芸，朱伟常主编 . — 北京：中国中医药
出版社，2019.1

（中医药院校特色通识教育读本）

ISBN 978 – 7 – 5132 – 5172 – 3

Ⅰ . ①经⋯　　Ⅱ . ①严⋯　　②朱⋯　　Ⅲ . ①中国医药学　　Ⅳ . ① R2

中国版本图书馆 CIP 数据核字（2018）第 197151 号

中国中医药出版社出版

北京市朝阳区北三环东路 28 号易亨大厦 16 层

邮政编码　　100013

传真　　010-64405750

三河市同力彩印有限公司印刷

各地新华书店经销

开本 710×1000　　1/16　　印张 16.25　　字数 219 千字

2019 年 1 月第 1 版　　2019 年 1 月第 1 次印刷

书号　　ISBN 978 – 7 – 5132 – 5172 – 3

定价　　69.00 元

网址　　www.cptcm.com

社 长 热 线　　010-64405720

购 书 热 线　　010-89535836

维 权 打 假　　010-64405753

微信服务号　　zgzyycbs

微商城网址　　https://kdt.im/LIdUGr

官 方 微 博　　http://e.weibo.com/cptcm

天猫旗舰店网址　　https://zgzyycbs.tmall.com

謠子賣瀆

俞少荊題

《经子医读·医药医事篇》
编 委 会

主 编

严世芸 朱伟常

副主编

周崇仁 陈丽云 张苇航

编 委

（按姓氏笔画排序）

马 杰 王 欢 朱伟常 严世芸

陈丽云 张苇航 周崇仁 尚 力

胡 蓉 姚洁敏

总前言

　　《中医药院校特色通识教育读本》是由上海中医药大学联合安徽中医药大学发起，以全国中医药高等教育学会教学管理研究会及教育科学研究会为平台，组织相关中医药院校的专家编写。本系列读本首批出版9种，并将陆续推出后续读本。

　　通识教育（博雅教育）的目的在于造就博学多才、通达共情、眼界开阔、胸襟宽广的人才，属于高层次的文明教育和完备的人性教育。其核心在培养健全的"人"，其实质就是对自由与人文传统的继承。医乃仁术，更是人学。扎实的文化基础、良好的科学素养是培养卓越中医药人才的关键，也是目前院校教育亟待加强的薄弱环节。诸如"夫医者须上知天文，下知地理，中通人事""博极医源，精勤不倦""发皇古义，融会新知""将赡才力，务在博见"等古训所言之意正是如此。因此，有必要从中医药人才职业发展特点出发，以优秀民族文化的独特视角，挖掘中医药文化的内核，帮助学生在成长过程中学会不断反思，唤醒其积极美好的"慧根"，真正静心思考生命的价值，从而最终达到个人发展、人格完善与职业终极目标的有机统一。

　　本系列读本围绕通识教育特点，以体现中医药院校学科特色为宗旨，立足中医药学科内涵规律及其独特的"审美"维度，在主题选取上既重视传统治学中有价值的瑰宝，又广泛涉及文学、历史、哲学和社会科学、自然科学基础等各个领域，努力做到传统与现代、东方与西方、人文社会学与医学科学等诸多因素的协调融合，从经史子集、古今中医名家的诗词书画著作赏析、人与社会的关系、现代科技发展动态等多维度出发，满足读者获取知识、提高素养的要求。读本在语言风格上力求雅俗共赏、饱含情趣、详于叙事、略于说明，体现"学习尽在其中，情怀尽在其中，故事尽在其中"的写作特色。

令人感动的是，严世芸教授、王键教授等中医教育大家怀着对中医药事业的强烈使命感亲自参与策划，同时，各位作者在繁忙的教学和科研工作之余，仍以一腔热情，组成跨校、跨学科的共同体，潜心投入读本编写之中。首批读本的编写历时两年余，其间召集各类研讨活动二十余次，其编写过程本身就创造了一次次沉淀学术、积极思辨、凝练共识的机会。在此，对各位前辈和同道致以崇高的敬意。

期待通过读本写作这一纽带，引发大家对中医药教育和医学事业的深度思考，尤其希望获得各位读者的学习心得和智慧贡献，教学相长，共同进步。

全国中医药高等教育学会常务理事、教学管理研究会理事长　　胡鸿毅

上海中医药大学副校长

2018 年 9 月

序　言

在世界上，中国、印度、希腊、罗马、埃及等均曾以文明古国著称，然而经过历史长河汹涌浪涛的无情冲击，其思想文化能不断传承发展，至今犹深刻影响着社会文明各个领域者，则唯我中国。这一重要的历史现象，值得中华民族自豪，也足以引起深思。

"国学"是我国传统的学术文化，也是中华民族精神文明的不朽支柱。但在近现代，由于众所周知的原因，被尊为"国学"的中华优秀文化遗产曾几度遭受打击摧残，所幸这段经历只如浮云蔽日。当处于迷乱困惑中的人们日渐觉醒，恢复理智，意识到"数典忘祖""践踏文化"的愚昧无知之后，"国学热"和"文化热"再度掀起。这种蛰伏的热情的喷发，反映了国人对伟大民族文化复兴的殷切期望和呼唤，也是伟大的中华文明长盛不衰的希望所在。

先秦、汉代的"经子"典籍，是国学的基石，早在西汉戴圣《礼记·经解》中已将《诗》《书》《乐》《易》《礼》和《春秋》首称为"经"。之后，汉儒又将先秦诸子书中的儒家著述也尊为"经"。至于"子"书，实产生于春秋战国时代诸子百家，西汉的子书大多祖述先秦，所谓"专家之学兴而子书起"。

对于经子的研究，历来学者从事已久，见持不一：或作为一种专门学问而治之，或将其作为文学作品而读之，或作为国故而整理之，或以一己之术偏攫其义而言之。

近三十余年来，从历史经验和对国学深入研究中，文人学者皆深切认识到群经诸子是我国各种学术文化的思想源泉。前贤先哲的聪明睿智，启迪了后世学者智士的诸多创新和发扬，从而推动了中华文明的不断发展；对于国学概念的认识，已一改以往那样古典和笼统。国学的研究，也不唯重儒家，而是融合了儒、释、道等各个方面，同时有了文、史、哲等诸种分科。这种可喜的局面，反映了国学研究已经迈入新的拓展时期。

先秦、汉代经子著作的医学研究，即是对经子著作中有关医学方面的论述进行解读，以及从医学的角度去审视和理解经子著作中的其他有关论述，乃是传承传统文化和研究中医学术的一个十分重要的课题。

事实上经子学术思想与中医学术思想原本产生于同一时空。在古书中，传统文化思想对于医学的启示和融合，其证据在在可见；反之，医学对于文化思想的影响也不容忽视。甚至古人曾将医家治身与政治家的治国相提并论。《吕氏春秋》曰"夫治身与治国，一理之术也"，乃一言以蔽之。

《庄子》曾说："夫水之积也不厚，则其负大舟也无力。"中医学术之所以如此博大精深而特色鲜明，其原因正在于能以传统的优秀文化为载体，并在古人"与时俱进""弘之惟新"的精神激励下得以不断地向前发展。

古代中医学的煌煌巨著《黄帝内经》被历代医家奉为经典，此书的成书过程与先秦、前汉的诸子实在同一时代。因而历代以治《内经》之学著称的学者，如隋唐的杨上善、王冰，乃至明代的张介宾等，都曾通过这些经子著作，以求索其哲学思想与医学的关系。历代的著名医学家，如刘完素、张子和、李东垣、朱震亨等，也多由经子哲学思想的启悟而获得"灵感"，开创新说。

在以前，有不少学者曾援引经子著作的某些内容，阐释医学问题，所惜大都摘取片言只语，未能将群经诸子之书进行比较全面、系统的抉剔梳理和深入研究。有鉴于此，我们不揆浅陋，试著本书。

《经子医读》为始创之作。本书的编写，旨在汇集融合经子、医学百家的精华于一书，取材远及周秦，下至汉晋，遴选原文进行解读。其丰富的内容，不仅为研究中医学术的发生、发展提供了翔实和重要的文献依据，而且能在很大程度上拓展我们的视野，以利于提高广大中医工作者的传统文化和思想道德修养。

然而由于古书年代邈远，古人思想深邃；历来学者见仁见智，所识有殊。且复自知才学不逮，水平有限，编写中的不足和错误之处难免，故祈读者批评，更企同道专家指教，是为幸甚。

2018 年 5 月 30 日

目　录

医药篇

医事篇

医药篇

一、医　病

　　在经子典籍中，关于医疗疾病的内容亦复不少。早在《周易》已有记载。

　　《尚书》云："若有疾，惟民其毕弃咎；若保赤子，惟民其康义""若药弗瞑眩，厥疾弗瘳"，是关于关怀人民健康和药物副作用的记载。其《洪范》"稼穑作甘"之说，对中药学及中医消渴病因病机的研究有很大启迪。

　　《诗经》有"疾首""既微且尰""瘝忧以痒"等疾病和症状记载。

　　《周礼》记载"疾医"，论"四时"流行病，以五味、五药养病；以五气、五声、五色视死生等诊断治疗方法。《礼记·月令》还有四时气候失常引起"疾疫"的内容。凡饮药，臣子先尝之，是关于医病的一种古礼。

　　《左传》载秦医和有"阴淫寒疾，阳淫热疾，风淫末疾，雨淫腹疾，晦淫惑疾，明淫心疾"等"六气"致病之说，并运用《易》义以解说病因。另有以麦麹、山鞠莠治疗"腹疾"的内容。书中楚子使医视叔豫疾的内容，是关于诈病的最早文献。

　　《论语》记载孔子视伯牛之疾，据《淮南子》说病"疠风"。

　　《晏子春秋》有"病酒"记载。

　　《庄子》记述"民湿寝则腰疾"，与医学之论相符。

　　《孟子》"七年之病，求三年之艾"，其语流传千载。

《墨子》以圣人治天下比喻医之治病，"必知疾之所自起"。

《慎子》谓"饮过度者生水，食过度者生贪"，切于医学。

《韩非子》有平公腓痛，足痹转筋；砥石治痤痈之痛；病者思痛故扁鹊能尽其巧；居湿地，邪着不去等记载。

《吕氏春秋》所涉疾病内容，主要有"轻水所多秃与瘿人，重水所多尰与躄人"等地方性疾病的记载，以及"病之留，恶之生也，精气郁也"，"精不流则气郁，郁处于头则为肿为风，处耳则为挶为聋，处目则为䁾为盲……"等，为早期"郁证"的病机论，具有颇高学术价值。

《淮南子》中也有不少医病内容，如"风气者，阴阳相拥者也，离者必病""大怒破阴，大喜坠阳"，与《素问》符合。《说林训》篇谓"病热而强之餐，救暍而饮之寒，反为恶"，合乎医理。

又《泰族训》"所以贵扁鹊者，贵其抶息脉血而知病之所以生也"，强调了正确诊断的重要性。

《列子》关于华子"病志"的记载，可作情志疗法医案读。

《盐铁论》以为扁鹊诊病治疗，掌握"损有余，补不足"。《潜夫论》亦谓扁鹊治病"审闭结而痛郁滞，虚者补之，实者泻之……损有余以补不足"。又说："小儿多病伤食……生痫病。"

《论衡》谓温病之死，先有凶色见于面部；痈疽之发，因"气结阌积"，营卫不通。又认为人之强寿弱夭，由于"禀气渥薄"；虫因"风气所生"，必依"温湿"而生，"与时气相应"。其《言毒篇》专论毒气、血毒、热毒、酒毒、蛇虫毒、草毒等。

葛洪《抱朴子》对疾病的论述，详细记载射工、沙虱等防治方药，补充了《肘后方》内容。

《世说新语》中有小儿惊悲不饮食致死的情志病和病酒等记载，以及于法开治积聚，殷浩"妙解经脉"为人"诊脉处方便愈"等内容。

由上所举，可知在古代经子著作中有关医疗疾病的内容是十分丰富的。

【原文】

若有疾，惟民其毕[1]弃咎[2]；若保赤子[3]，惟民其康乂[4]。

（《尚书·周书·康诰》）

【注释】

[1]毕：古时狩猎用的长柄网。有网罗之意，引申为尽、全。

[2]咎：灾祸。

[3]赤子：初生婴儿。孔颖达疏："子生赤色，故言赤子。"

[4]乂：乂安，安定。

【解读】

周成王既伐管叔、蔡叔，以殷的遗民封康叔，作《康诰》以告诫：如遇疾病一样，思虑为百姓尽除灾祸；像保育婴儿一般，考虑到人民的安康。《康诰》的话，表示了古君王对百姓的关爱。

受《尚书》"若保赤子"的影响，后世称保育婴儿为"保赤"。医家撰著儿科医书，多以"保赤"两字为书名，如《保赤方略》《保赤正脉》《保赤存真》《保赤全书》《保赤金丹》《保赤要言》《保赤新书》等。治小儿食积，脘腹胀痛，或痰多抽搐，以天南星、朱砂、巴豆霜、六神曲等制为成药，亦取《尚书》"若保赤子"意，名为"保赤散"。

【参阅】

《孟子·滕文公》："夷子曰：儒者之道，古之人'若保赤子'，此言何谓也？之则以为爱无差等，施由亲始。"

【原文】

若药弗瞑眩，厥疾弗瘳。

（《尚书·商书·说命》）

【解读】

相传商王的大臣傅说（一说傅兑），原是从事版筑的奴隶。《尚书》记载，商高宗武丁做梦得说，使人求之，在傅岩得之。于是作《说命》。

瞑眩，眼目昏花。"若药弗瞑眩，厥疾弗瘳"，意为要达到愈病之效，往往难免药物的副作用。正如纳谏之忠言逆耳一样。

《说命》虽然谈政治，但反映了当时对药物的毒副作用已有较为普遍的认识。

【原文】

稼穑作甘。

（《尚书·洪范》）

【解读】

《尚书·洪范》论五行作用，说五味的产生，云："润下作咸，炎上作苦，曲直作酸，从革作辛，稼穑作甘。"

古代医家推讨消渴病的病因病机，以《洪范》"稼穑作甘"之语进行解说。

六朝时陈延之《小品方》、唐王焘《外台秘要》、宋许叔微《普济本事方》悉有此论。如《普济本事方·消渴》说："消渴者，肾虚所致，每发则小便甜。医者多不知其疾，故古今亦阙而不言。《洪范》言'稼穑作甘'，以物理推之，淋饧醋酒作脯法，须臾即皆能甜也。足明人食之后，滋味皆甜，流在膀胱。若腰肾气盛，是为真火，上蒸脾胃，变化饮食，分流水谷，从二阴出。精气入骨髓，合荣卫，行血脉，营养一身。其次为脂膏，其次以为血肉也，其余则为小便。故小便色黄，血之余也；臊气者，五脏之气；咸润者，则下味也。腰肾既虚冷，则不能蒸于谷气，则尽下为小便，故味甘不变其色，清冷则肌肤枯槁也。"

在上述论说中，不仅引用了"稼穑作甘"，而且也包括了"润下作咸"的内容。

【原文】

如临深渊，如履薄冰。

（《诗经·小雅·小旻》）

纠纠武夫，公侯[1]干城[2]。

（《诗经·周南·兔罝》）

不为利回，不为义疚[3]。

（《左传·昭公三十一年》）

君子见几[4]而作，不俟终日。

（《周易·系辞下》）

【注释】

[1]公侯：古代爵位名。《礼记·王制》："王者之制禄爵，公、侯、伯、子、男，凡五等。"

[2]干城：干，盾。干城，指捍外而卫内者。

[3]疚：因歉疚而内心不安。

[4]几：事物的苗头。

【解读】

《左传·僖公二十二年》早已引用《诗》"战战兢兢，如临深渊，如履薄冰"，以告诫不可轻视小国，不可恃众而无备。后人历来以为告诫之名言，在医学方面引用尤多。

《旧唐书·孙思邈传》记载卢照邻师事孙氏，问："名医愈疾，其道何如？"孙思邈回答以"胆欲大而心欲小，智欲圆而行欲方"，并引《诗经》《左传》《易经》作比喻，以为："'如临深渊，如履薄冰'，谓小心也；'纠纠武夫，公侯干城'，谓大胆也；'不为利回，不为义疚'，行之方也；'见机而作，不俟终日'，智之圆也"。

【原文】

我心忧伤，怒[1]焉如捣。假寐永[2]叹，维忧用[3]老。心之忧矣，疢[4]如疾首[5]。

（《诗经·小雅·小弁》）

【注释】

［1］惄：忧思。

［2］永：长。

［3］用：因。

［4］疢（chèn）：热病，引申为病。

［5］疾首：头痛。与《周礼·天官冢宰》"首疾"同义。

【解读】

《诗》咏因忧伤而痛心疾首。《汉书·景十三王传》曾引用此诗。颜师古注曰："《小雅·小弁》之诗也。惄，思也；捣，筑也。不脱衣冠而寐，曰假寐。永，长也；疢，病也。言我心中忧思，如被捣筑，假寐长叹，以忧致老，至于苦病，如遇首疾也。"

【原文】

既微且尰，尔勇伊何？

（《诗经·小雅·巧言》）

"既微且尰"，骭[1]疡[2]为微，肿足为尰。

（《尔雅·释训》）

【注释】

［1］骭：本指小腿骨，在此作小腿解。

［2］疡：疮。

【解读】

这是《尔雅》对《诗经》"既微且尰"句所说病症的解释。"微"为小腿湿疮，"尰"为足肿。

《吕氏春秋·尽数》说"重水所多尰与躄人"，其所说的尰，与《尔雅》足肿之义相同。

【原文】

天之方虐，无然谑谑。老夫灌灌^[1]，小子蹻蹻^[2]。匪^[3]我言耄，尔用忧谑。多将熇熇^[4]，不可救药。

（《诗经·大雅·板》）

【注释】

［1］灌灌：情意恳切貌。

［2］蹻蹻：骄貌。

［3］匪：非。

［4］熇熇：火势炽盛貌。

【解读】

天道反常，肆虐于人，不能再这样戏谑作弄了。老夫竭诚相告，而你却骄横不信。不是我老耄妄言，而是你以忧为谑。只恐害灾祸更多，如烈火熊熊，难以救治。

这是诗人告诫年轻人的话。

"不可救药"，同《左传》"不可救疗"。病重到无药可以治疗，比喻人或事物无法挽救。孔颖达疏："多行惨酷毒害之恶，谁能止其祸？如人病甚，不可救以药。"

【参阅】

《左传·襄公二十六年》："今楚多淫刑，其大夫逃死于四方，而为之谋主，以害楚国，不可救疗。"

《素问·疟论》："《经》言：无刺熇熇之热。"

【原文】

哀我小心，癙忧以痒。父母生我，胡俾我瘉^[1]。

（《诗经·小雅·正月》）

【注释】

［1］瘉，病愈之意。

8

【解读】

《诗经》所说的瘝和瘏，皆为疾病。《尔雅·释诂》："瘝，病也。"《周礼·天官冢宰》："夏时有痒疥疾。"

【原文】

雨雪瀌瀌[1]，见晛[2]曰消。

(《诗经·小雅·角弓》)

【注释】

[1]瀌（biāo）瀌：雨雪盛密貌。

[2]晛（xiàn）：日气。

【解读】

《诗经》的"见晛曰消"句，《韩诗外传》作"曣晛聿消"。"曣晛"谓"日出"，与"晛"为"日气"，二者之义相成。总之，描写雨雪大盛，因日光照射，终于消融。

古代医家受诗意薰陶，因将其研制药方取名"见晛丸"。寓意为沉困之疾因服药而痊愈，犹如雨雪虽盛，受日照而消融。

【原文】

疾医[1]，掌养万民之疾病。

四时皆有疠疾[2]，春时有痟首疾[3]，夏时有痒疥疾，秋时有疟寒疾，冬时有嗽上气疾。

以五味、五谷、五药[4]养其病；以五气、五声、五色眡[5]其死生；两[6]之以九窍[7]之变，参之以九藏[8]之动。

凡民之有疾病者，分而治之。死终，则各书其所以，而入于医师。

(《周礼·天官冢宰》)

【注释】

[1]疾医：周代医官名，设"中士八人"。亦为我国古代医学分科之

一，相当于后代的内科医生。

　　［2］疠疾：疾疫。指流行性或传染性疾病。

　　［3］痟首疾：痟：酸痛。郑玄注："痟，酸削也；首疾，头痛也。"

　　［4］五药：草、木、虫、石、谷。

　　［5］眡：通"视"。

　　［6］两：并比，参比。

　　［7］九窍：耳、目、口、鼻七窍合前阴、后阴，总称九窍。

　　［8］九藏：《素问·三部九候论》："神藏五，形藏四，合为九藏。"所谓神藏者，肝藏魂、心藏神、脾藏意、肺藏魄、肾藏志。所谓形藏者，一头角、二耳目、三口齿、四胸中。

【解读】

　　周代的食医为宫廷所专设，而疾医、疡医则"掌养万民之疾病"。

　　当时，对季节性的流行及传染疾病已有一定认识。其论治四时疠疾，同样以五行学说为指导思想，故有五味、五谷、五药养病，五气、五声、五色视其死生之说。

　　所谓"九藏"，是在心、肝、脾、肺、肾五"神"藏之外，又有头角、耳目、口齿、胸中四"形"藏。《素问·三部九候论》曰："下部之天以候肝，地以候肾，人以候脾胃之气。"中部"天以候肺，地以候胸中之气，人以候心。"上部"天以候头角之气，地以候口齿之气，人以候耳目之气。""三而成天，三而成地，三而成人，三而三之，合则为九。九分为九野，九野为九藏。"《周礼》"参之以九藏之动"，与《三部九候论》之言相符。

　　疾医不仅分治各种疾病，而且还对死亡者出具死亡报告，由医师统一掌管。由此可见，周代的医事制度已经具有相当的规模，亦已较为完善。

【原文】

孟春……行秋令，则其民大疫。

季春……行夏令，则民多疾疫。

仲夏……行秋令……民殃于疫。

季夏行春令……国多风咳[1]……行秋令……乃多女灾[2]。

孟秋……行夏令……寒热不节，民多疟疾。

季秋行夏令……民多鼽[3]嚏……行春令，则暖风来至，民气解惰[4]。

仲冬……行春令……民多疥疠[5]。

季冬……行春令，则胎夭多伤，国多固疾[6]，命之曰逆。

（《礼记·月令》）

【注释】

[1]国多风咳：《淮南子·时则训》作"多风咳"，无"国"字。

[2]女灾：生子不育。高诱注："金干火，故多女灾，生子不育也。"

[3]鼽：鼻塞不通。

[4]解惰：懈堕。解、懈通。

[5]疥疠：《吕氏春秋·仲冬纪》作"疾疠"。

[6]固疾：《淮南子·时则训》作"痼疾"。固、痼通。"固疾"同"笃疾"，高诱注云："国多笃疾，逆风气之由也，故命之曰逆。"

【解读】

《礼记·月令》的文字，是四时气候失常，导致流行疾疫，或使"民气"受损，胎养夭伤的最早医学记载。《礼记》之后，《吕氏春秋》《淮南子·时则训》皆采其内容。以后，《素问》运气学说又详论运气失常，气候变化，产生疾病。后世医家称非其时而有其气为"非时之气"，其所致的"时行"疾病为"时气病"，当属相类情况。

《月令》所载时行疾疫与气候异常的关系虽非必然，但实有其理，故当为医者所应知。日本医家吉益为则认为"凡《月令》之言病，与治疗无益矣……非疾医之事"，恐未免是浅狭之见。

【参阅】

《素问·金匮真言论》："故春善病鼽衄。"王冰注："以气在头也。"

又"秋善病风疟"，王冰注："以凉折暑，乃为是病。《生气通天论》曰：'魄汗未尽，形弱而气烁，穴俞以闭，发为风疟。'此谓以凉折暑之义也。《礼记·月令》曰：孟秋行夏令，则民多疟疾也。"

《淮南子·时则训》曰："季秋行夏令……民多鼽窒。"

《千金要方·伤寒例》引《小品》："凡时行者，是春时应暖而反大寒，夏时应热而反大冷，秋时应凉而反大热，冬时应寒而反大温，此非其时而有其气。"

吉益为则《古书医言》："凡《月令》之言病，于治疗无益矣，虽圣经不能无疑。唯率以言之，乃可也。理以推之，乃不可也。又《周礼》及《吕氏春秋》等《月令》皆效之，非疾医之事。"

【原文】

君有疾，饮药，臣先尝之；

亲有疾，饮药，子先尝之。

（《礼记·曲礼下》）

【解读】

古礼，君亲有疾，臣子先尝。《千金要方》载：辟疫气令不染，岁旦屠苏酒，"屠苏之饮，先从小起"。犹存"饮药，子先尝之"的古礼。

《新唐书·裴潾传》记载：唐帝喜方士，求长年，而方士柳泌等为帝治丹剂，以致中燥病渴。裴潾进谏说："若乃药剂者，所以御疾，岂常进之饵哉？况又金石性托酷烈，而烧治积年，包炎产毒，未易可制……《礼》：'君之药，臣先尝之；父之药，子先尝之。'臣子一也，愿以所治剂，俾其人服之，竟一岁以考真伪，则无不验矣。"裴潾据《礼记》"君饮药，臣先尝之"之礼，谏使方士自服其所炼丹药，洵为忠臣智士。

【原文】

问庶人[1]之子，长，曰："能负薪[2]矣。"幼，曰："未能负薪也。"
君使士射[3]，不能，则辞以疾，言曰："某有负薪之忧。"

（《礼记·曲礼下》）

【注释】

［1］庶人：庶，百姓，平民。《左传·昭公三十二年》："三后之姓，
于今为庶。"

［2］负薪：背柴。

［3］射：古代行射礼。以兽皮或布做成靶，名"射侯"。《周礼·天
官·司裘》："王大射，则共虎侯、熊侯、豹侯，设其鹄；诸侯则共熊侯、
豹侯，卿大夫则共麋侯，皆设其鹄。"

【解读】

"能负薪"，谓体力能胜任；"有负薪之忧"，谓有病，体力不能胜任。
这是古人的委转之语。后世遂称患病为"有负薪之忧"。

【原文】

《诗》云："谁能执[1]热，逝[2]不以濯[3]？"礼之于政，如热之有
濯也。濯以救热，何患之有？

（《左传·襄公三十一年》）

【注释】

［1］执：执持，保持。

［2］逝：在此作退热解。

［3］濯：洗濯。

【解读】

古诗"谁能执热，逝不以濯？"意思是谁能固执地在高热时不用濯
法除热解救？

《左传》认为濯法治疗热病，犹如"礼"之有益于政治。

从《左传》的记载，可知"濯"是古时救疗高热的一种外治方法。

《左传》所记载的"濯"法，如《素问》所说的"灌汗"。王冰注："寒水灌洗，灌，谓灌洗，盛暑多为此也。"

【原文】

夏，楚子[1]庚卒。楚子[2]使薳子冯为令尹，访于申叔豫。叔豫曰："国多宠而王弱，国不可为也。"遂以疾辞。方暑，阙地下冰而床焉。重茧衣裘，鲜食而寝。

楚子使医视之。复曰："瘠则甚矣，而血气未动。"

（《左传·襄公二十一年》）

【注释】

[1]楚子：指楚王庚。

[2]楚子：指楚的新王。

【解读】

楚子欲令申叔豫为官，叔豫看到楚国"多宠而王弱，国不可为"，因而不愿当官，诈病在家。时值夏暑，他在床下置冰降温，却又"重茧衣裘"，似乎形寒怯冷。楚子派医生诊视，回复道瘦瘠则甚，而血气未动。该医生亦精于色脉诊者。

后世医籍中有"诈病"一门，也有关于诈病的医案。申叔豫诈病，或为历史上最早的记载。

【原文】

晋侯[1]求医于秦，秦伯[2]使医和[3]视之，曰："疾不可为也，是谓近女室，疾如蛊。非鬼非食，惑以丧志。良臣将死，天命不佑。"

公曰："女不可近乎？"对曰："节之……天有六气，降生五味，发为五色，征为五声。淫生六疾。六气曰阴、阳、风、雨、晦、明也。分为四时，序为五节，过则为菑[4]：阴淫寒疾，阳淫热疾，风淫末疾[5]，雨淫腹疾，晦淫惑疾，明淫心疾。女，阳物而晦时，淫则生内热惑蛊之疾。今君不节不时，能无及此乎？"

出，告赵孟……赵孟曰："何谓蛊？"对曰："淫溺惑乱之所生也。于文，皿虫为蛊，谷之飞亦为蛊。在《周易》，女惑男、风落山[6]谓之蛊，皆同物也。"赵孟曰："良医也。"厚其礼而归之。

（《左传·昭公元年》）

【注释】

[1] 晋侯：春秋晋平公，公元前557～前531年在位。

[2] 秦伯：春秋秦景公，公元前576～前536年在位。

[3] 医和：春秋时秦良医。

[4] 菑："灾"的异体字。

[5] 末疾：末，四末，即四肢。末疾，指四肢瘫痪之病。

[6] 风落山：蛊卦，《易》象曰："山下有风，蛊。"

【解读】

秦医和视晋侯之疾，将死。诊断因女色蛊惑，既不节，又不时，淫生内热而成病。其解说认为：天有阴、阳、风、雨、晦、明"六气"。甚则伤人，是为"六淫"。六淫致病：阴淫寒疾，阳淫热疾，风淫末疾，雨淫腹疾，晦淫惑疾，明淫心疾。医和认为，女色之惑，实也离不开"六气"之变。阳淫热疾，晦淫惑疾。女为"阳物"，故能淫生内热，既为所惑，晦而不明，故为心疾。

晋臣赵孟深知晋侯情况，与医和所说相符，故称其为"良医"。

《灵枢·热病》云："男子如蛊，女子如怚，身体腰脊如解，不欲饮食，先取涌泉见血，视跗上盛者，尽见血也。"为古时针治热病蛊疾之法。

【原文】

四年[1]春三月……水潦[2]方降，疾疟方起。

（《左传·定公四年》）

【注释】

[1]四年：春秋鲁定公四年，公元前506年。

[2]潦：雨后积水。《韩非子·外储说右上》："天雨，廷中有潦。"

【解读】

这是我国历史上记载水潦与疟疾发生的最早文献。古人虽然不知道疟蚊孳生传布疟原虫是导致疟疾的真正罪魁祸首，但已发现"水潦"与疟疾发生有重要关系。

【原文】

申公巫臣曰："师人[1]多寒。"王巡三军[2]，拊而勉之。三军之士，皆如挟纩[3]……叔展曰："有麦麹[4]乎？"曰："无。""有山鞠穷[5]乎？"曰："无。""河鱼腹疾[6]奈何！"

（《左传·宣公十二年》）

【注释】

[1]师人：军人。

[2]三军：春秋时，大国多设三军：上军、中军、下军。三军各设将、佐，而以中军将为三军的统帅。

[3]纩：絮衣服的新丝绵。

[4]麹：麯（曲）的异体字。

[5]山鞠穷：即中药芎䓖，产四川的名川芎。

[6]河鱼腹疾：指腹泻。孔颖达疏："如河中之鱼，久在水内，则生腹疾。"以为人若久处于水湿，如鱼在水中，则易生腹疾。

【解读】

军士多感寒，君王巡视三军，进行拊勉，因感动而觉温暖。

麦麹、鞠穷，有治腹泻之功。无此二药，故云："河鱼腹疾奈何！"

【参阅】

李时珍《本草纲目》："《左传》言麦麹、鞠穷御湿，治河鱼腹疾。予治湿泻，每加二味，其应如响。"

【原文】

景公饮酒，醒[1]，三日而后发[2]。

晏子[3]见曰："君病酒乎？"公曰："然。"

晏子曰："古之饮酒也，足以通气[4]、合好[5]而已矣。故男不群乐以妨事，女不群乐以妨功[6]。男女群乐者，周觞五献[7]，过之者诛[8]。君身服之[9]，故外无怨治，内无乱行。今一日饮酒，而三日寝之，国治怨乎外，左右乱乎内。以刑罚自防者，劝乎为非；以赏誉自劝者，惰乎为善；上离德行，民轻赏罚，失所以为国矣。愿君节之也！"

（《晏子春秋·内篇·谏上》）

【注释】

[1]醒：病酒，醉未觉。

[2]发：起。"三日而后发"，谓醉寝三日而后起。

[3]晏子：春秋时齐国大夫晏婴（？—前500），字平仲。继其父任齐卿，历任灵公、庄公、景公三世。传世《晏子春秋》，是战国时人集其言行编辑而成。

[4]通气：谓血气流行。

[5]合好：谓宾朋欢宴。

[6]妨功：功，通工。妨功，谓有妨女工。

[7]周觞五献："五献"，疑为"三献"。

[8]诛：《周礼》郑注："诛，责让也"。

[9]服之：行之。

【解读】

齐景公饮酒，左右怂恿之，因而"病酒"。醉三日而醒，以致内乱外怨。晏子进谏，并举以周代饮酒之礼为喻，劝景公饮酒有节。

【原文】

饮过度者生水[1]，食过度者生贪。

（《太平御览》八百四十九引《慎子·逸文》）

【注释】

[1] 水：水饮。内生的病邪之一。

【解读】

饮水过多，不能运化，则可内生水饮之邪，称为伤饮。水饮内伤，致生溢饮、水肿等病。若水停胃脘，上逆而呕，称为水逆。

食物过多，则致伤食。常见胃脘痞闷，嗳气吞酸，厌食。恶心呕吐，或泻下酸腐等。日久不化，称为宿食。《慎子》所谓"生贪"，谓是贪食之病，实讽刺贪污之人如同贪食，必因之而自伤。

【参阅】

《素问·脉要精微论》："肝脉……其耎而散，色泽者，当病溢饮。溢饮者渴暴多饮，而易入肌皮、肠胃之外也。"

王冰注："面色浮泽，是为中湿，则血虚中湿。水流不消，故言当病溢饮。以水饮溢满，故渗溢而易入肌皮、肠胃之外。"

【原文】

人之所得于病者多方，有得之寒暑，有得之劳苦。百门而闭一门焉，则盗何遽无从入？

（《墨子·公孟》）

【解读】

墨子指出，得病的原因是多方面的，或因于寒暑所伤，或得于劳役过度。防病如防盗，门户多而仅闭其一，则怎能拒盗于外呢？可见养生防病，当注意到方方面面。

【原文】

圣人以治天下为事者也，必知乱之所自起，焉能治之；不知乱之所自起，则不能治。譬之如医之攻人之疾者然，必知疾之所自起，焉能攻之；不知疾之所自起，则弗能攻。治乱者何独不然？必知乱之所自起，焉能治之；不知乱之所自起，则弗能治。

（《墨子·兼爱上》）

【解读】

治国与治身，其理相通。治国者必知祸乱的起因，治病者当知疾病的病因。若不知其因，则焉能治之？《墨子》的论说，与《列子》"圣人不察存亡，而察其所以然"，《淮南子》"所以贵扁鹊者，知病之所从生也"之意相同。

究知病因，为医家所重。《灵枢·顺气一日分四时》曰："夫百病之所始生者，必起于燥湿、寒暑、风雨、阴阳、喜怒、饮食、居处。"

《灵枢·百病始生》又将病因归纳为"三部之气"所伤。张仲景也归纳总结为"内所因""外皮肤所中""房室、金刃、虫兽所伤"三者。宋陈无择从而提出了"三因"论。

【参阅】

《灵枢·百病始生》："夫百病之始生也，皆生于风雨寒暑、清湿喜怒。喜怒不节则伤藏，风雨则伤上，清湿则伤下。三部之气，所伤异类。"

张仲景《金匮要略》："千般疢难，不越三条：一者，经络受邪入脏腑，为内所因也；二者，四肢九窍，血脉相传，壅塞不通，为外皮肤所中也；三者，房室、金刃、虫兽所伤。以此详之，病由都尽。"

宋陈无择《三因极一病证方论》："凡治病先须识因……不知其因，施治错谬，医之大患，不可不知。"

【原文】

伯牛[1]有疾。子问之，自牖[2]执其手，曰："亡之，命矣夫！斯人也而有斯疾也！斯人也而有斯疾也！"

（《论语·雍也》）

【注释】

［1］伯牛：孔子弟子，姓冉，名耕，字伯牛。

［2］牖：窗户。

【解读】

伯牛为孔子弟子，患疠风而不治。《淮南子·精神训》云："伯牛为厉。"厉通"疠"。《说文》："恶疾也。"又称疠风或"癞"。

疠风，即今所称的麻风。在春秋时，人们对其已有一定的认识。医学史上也早有所记载。

《素问·风论》："疠者，有荣气热胕，其气不清，故使其鼻柱坏而色败，皮肤疡溃。风寒客于脉而不去，名曰疠风。"又《脉要精微论》曰："脉风成为疠。"

在汉代，疠风又称"恶疾"。《汉书·宣元六王传》："（楚孝王嚣）今乃遭命，离于恶疾。夫子所痛曰：蔑之，命矣夫！斯人也而有斯疾也！"

《太平御览·何颙别传》记载王仲宣尝遇张仲景，仲景断言其病，宜服五石汤，不治当病成眉落。不听，后果疾成而眉落。王仲宣所患亦为疠风病。

"初唐四子"之卢照邻患恶疾，医所不能疗。卢氏曾执师资之礼以事孙思邈，并问医道。思邈阅疠风数百人，得免于死者仅二人。

后至明代，薛己著《疠疡机要》，沈之问著《解围元薮》，为论治疠疾的专著。

【原文】

民湿寝则腰疾偏死^[1]。

（《庄子·齐物论》）

【注释】

［1］偏死：谓肢体偏枯不用。

【解读】

《素问·痹论》说："风寒湿三气杂至，合而为痹也。其风气胜者为行痹，寒气胜者为痛痹，湿气胜者为着痹也。"并以为："痹在于骨则重，在于脉则血凝而不流，在于筋则屈不伸，在于肉则不仁，在于皮则寒。""其不痛不仁者，病久入深，荣卫之行涩，经络时疏，故不痛；皮肤不营，故为不仁……其多汗而濡者，此其逢湿甚也。"又《素问·脉解》："故肿腰脽痛也，病偏虚为跛。"

《庄子》所载民寝处湿地而患"腰疾"，甚至于偏枯不用，是湿痹病邪深入，荣卫不行所致。与《素问》寒湿腰椎痛"偏虚为跛"的医论相符。

【参阅】

《素问·本病论》："人久坐湿地，强力入水即伤肾。"

《素问·六元正纪大论》："感于寒，则病人关节禁固，腰脽痛。寒湿推于气交而为疾也。"

【原文】

人大喜邪毗于阳，大怒邪毗于阴。阴阳并毗，四时不至，寒暑之和不成，其反伤人之形乎！使人喜怒失位，居处无常，思虑不自得，中道不成章，于是乎天下始乔诘[1]卓鸷[2]。

（《庄子·在宥》）

【注释】

［1］乔诘：意不平。

［2］卓鸷：谓行为乖戾独特。

【解读】

毗阳、毗阴，指大喜、大怒而伤阴阳之和。后《淮南子·精神训》

说"大怒破阴，大喜坠阳"。又《素问·疏五过论》云"暴怒伤阴，暴喜伤阳"，与此同义。

【原文】

回[1]尝闻之夫子[2]曰："治国去之，乱国就之，医门多疾。"愿以所闻思其则[3]，庶几其国有瘳乎！

（《庄子·人间世》）

【注释】

[1]回：颜回，孔子弟子。

[2]夫子：孔子。

[3]则：治则法治。

【解读】

"治国去之，乱国就之，医门多疾"，是孔子对其学生说的话，他以"医门多疾"比喻乱政之繁多。

【原文】

今天下之君有好仁[1]者，则诸侯皆为之驱[2]矣。虽欲无王，不可得已。今之欲王者，犹七年之病求三年之艾也，苟为不畜[3]，终身不得。苟不志于仁[4]，终身忧辱，以陷于死亡。

（《孟子·离娄》）

【注释】

[1]仁：《庄子·天地》："爱人利物之谓仁。"

[2]驱：驱前拥戴的意思。

[3]畜：蓄积。

[4]志于仁：立志于仁，犹立志于施仁政。

【解读】

儒家提倡"仁"，认为作为一国之君必须施行"仁政"，爱人利物。

然而，没有一个国君能"志于仁"，却争欲称王，故为孟子所讥讽。他以"七年之病求三年之艾"为譬喻，言病久而药少，终难治愈。犹如国君虽欲称王，不施仁政，终难达到目的。

古人治病多用针灸。艾条之术已有悠久历史，故孟子有"七年之病求三年之艾"的譬喻。

【参阅】

李时珍《本草纲目》："艾叶，生则微苦大辛，熟则微辛大苦，生温熟热，纯阳也。可以取太阳真火，可以回垂绝元阳。服之则走三阴而逐一切寒湿，转肃杀之气为融和。炙之则透诸经而治百种病邪，起沉疴之人为康泰，其功亦大矣。"

【原文】

叔向[1]御坐[2]，平公[3]请事，公腓[4]痛足痹，转筋而不敢坏坐[5]。晋国闻之，皆曰："叔向贤者，平公礼之，转筋而不敢坏坐。"

（《韩非子·外储说左上》）

【注释】

[1] 叔向：春秋时晋国大夫，晋平公时任太傅。主张维持旧制，反对改革。

[2] 御坐：侍坐。

[3] 平公：晋平公。公元前 557～前 532 年在位。

[4] 腓：胫肉，即小腿肌肉。

[5] 坏坐：谓改变破坏原有的坐姿。

【解读】

《韩非子》所说"腓痛足痹转筋"，纯属医学术语。《素问·痹论》："风寒湿三气杂至，合而为痹也。其风气胜者为行痹，寒气胜者为痛痹，湿气胜者为着痹也。"

腓痛转筋，即临床所常见的小腿腓肠肌痉挛，多为感受寒冷之气，或霍乱吐泻后,津液耗损,不能濡养筋脉所致。

【原文】

术之不行有故……故能使人弹疽[1]者,必其忍痛者也……

夫痤疽之痛也,非刺骨髓则烦心不可支也。非如是,不能使人以半寸砥石弹之。今人主之于治亦然,非不知有苦则安,欲治其国,非如是不能听圣知而诛乱臣。

(《韩非子·外储说右上》)

【注释】

[1]弹疽:古时用砭石治疗痈疽的一种方法。

【解读】

用砭石治痈疽,病人必须忍痛。欲治理国家,则必须诛乱臣。

医术之不行,国政之难理,往往由于当事者不能忍苦忍痛。

【原文】

夫婴儿不剔[1]首则腹痛[2],不揗[3]痤[4]则寖益[5]。剔首、揗痤必一人抱之,慈母治之,然犹啼呼不止,婴儿子不知犯其所小苦致其所大利也。

(《韩非子·显学》)

【注释】

[1]剔:通"剃"。

[2]腹痛:"腹"犹"复"。"腹痛",更加痛。

[3]揗:挤压。

[4]痤:痤疽。犹痈疽。《淮南子·说林训》:"溃小疱而发痤疽。"高诱注:"痤疽,痈也。"

[5]寖益:寖,同"浸"。寖益,谓浸淫益甚。

【解读】

韩非子此文，说婴儿头上生痈疽，必须剃发挤脓，不如此则其病益甚。然而婴儿不知受小苦而得大益，故犹自呼啼不止。

韩非子的这一比譬，与"良药苦口利于病"同一意思。

【原文】

闻古扁鹊之治其病也，以刀刺骨；圣人之救危国也，以忠拂[1]耳。刺骨，故小痛在体而长利在身；拂耳，故小逆在心而久福在国。故甚病之人利在忍痛，猛毅之君以福拂耳。忍痛，故扁鹊尽巧；拂耳，则子胥[2]不失：寿安之术也。病而不忍痛，则失扁鹊之巧；危而不拂耳，则失圣人之意。如此，长利不远垂，功名不久立。

（《韩非子·安危》）

【注释】

[1] 拂：拂逆。

[2] 子胥：伍子胥（？—前522），春秋时吴国大夫，名员，子胥乃其字。本为楚大夫伍奢次子，伍奢被楚平王所杀，子胥入吴。后助吴王阖闾刺杀吴王僚，夺取王位，整军经武，国势日盛。不久攻入楚都，以功封于申。吴王夫差时，劝王拒绝越国求和并停止伐齐，渐被疏远，终被吴王赐剑自杀。后来吴国果被越所灭亡。

【解读】

韩非子指出，扁鹊以刀刺骨而利在身，圣人忠言逆耳而福在国。故病重者必须忍痛，则扁鹊得以施展其术；危国之君能听逆耳之言，则不会失去像伍子胥一样的忠臣，国家也不会灭亡。

【参阅】

《汉书·艺文志》："太古有岐伯、俞拊，中世有扁鹊、秦和，盖论病以及国，原诊以知政。"

《史记正义》："《黄帝八十一难经序》云：'秦越人与轩辕时扁鹊相类，

仍号之为扁鹊。又家于卢国，因命之曰卢医也。'"

【原文】

谚曰："巫咸[1]虽善祝[2]，不能自袚[3]也；秦医[4]虽善除，不能自弹[5]也。"……此鄙谚所谓"虏[6]自卖裘而不售，士自誉辩而不信"者也。

(《韩非子·说林下》)

【注释】

[1]巫咸：商王太戊的大臣。相传他发明鼓，是用筮占卜的创始者。又善占星、祝祷。一说即甲骨文记载的"巫戊"。

[2]祝：祭祀时司告神求福之人。

[3]袚：古代为除灾去邪而举行的一种仪式，《周礼·春官·女巫》："掌岁时袚除衅浴。"

[4]秦医：秦以医著名者，有医和、医缓。

[5]弹：古代针砭手法之一。《韩非子·外储说右上》："夫痤疽之痛也，非刺骨髓，则烦心不可支也。非如是，不能使人以半寸砥石弹之。"《素问·离合真邪论》："必先扪而循之，切而散之，推而按之，弹而怒之。"在此泛指针砭法。

[6]虏：古时对男子的蔑称。

【解读】

古时巫觋以祝祷方法治疗疾病。《素问·移精变气论》："古之治病，惟其移精变气，可祝由而已。"所谓"祝由"，唐王冰注谓"祝说病由，不劳针石"。后来，祝由为医学十三科之一。

《韩非子·说林》所载的这段谚语文字，是说虽然能医善辩，但也有不能自己解决问题的时候，正如卖裘者不能出售、自誉者人多不信一样。实有劝人戒骄戒躁而应该自谦的意思。

【参阅】

《千金要方·大医精诚》："夫为医之法，不得……炫耀声名，訾毁诸医，自矜己德。偶然治瘥一病，则昂头戴面而有自许之貌，谓天下无双。此医人之膏肓也。"

【原文】

秦之有韩[1]，若人之有腹心之病也，虚处则恔[2]然，若居湿地，着而不去，以极走[3]则发矣。

（《韩非子·存韩》）

【注释】

[1] 韩：战国七雄之一。疆域有今山西东南和河南中部，介于魏、秦、楚三国之间，为军事上必争之地。公元前 230 年为秦所灭。

[2] 恔（hài）：愁苦，不舒服。

[3] 极走：极，最大限度。极走，疾走、亟走。

【解读】

秦、韩两国互不侵犯，后因韩国叛秦，终致国迫地侵，兵弱不振而服于强秦。

韩非本为韩国人，曾建议韩王变法图强，却不见用。但受到秦王重视，受邀至秦。在秦，闻将举兵伐韩，故上书始皇，言不可举兵。秦相李斯则认为，秦之有韩如"腹心之病"，又若寒湿之邪着而不去，终必因疾走而病发。他以医学道理，比喻秦、韩两国间的政治军事情势。

"居湿地，着而不去，以极走则发"，讲的全是医理。尤其是"着而不去"的"着"字的运用，绝非偶然。《素问·痹论》云："风、寒、湿三气杂至，合而为痹也。其风气胜者为行痹，寒气胜者为痛痹，湿气胜者为着痹也。"久居湿地，皮肉筋脉受之，故为痹着而不去，因而名为"着痹"。

【原文】

夫吴[1]越[2]之势不两立。越之于吴也，譬若心腹之疾也，虽无作，其伤深而在内也。夫齐[3]之于吴也，疥癣之病也，不苦其已也，且其无伤也。

（《吕氏春秋·知化》）

【注释】

[1]吴：古国名。始祖为周太王之子太伯、仲雍。有今江苏、上海、安徽、浙江的一部分。都吴（今苏州市）。春秋后期国力始强，吴王阖闾一度攻破楚国，其子夫差又胜越国，越王勾践屈服。又北上与晋争霸，公元前473年为越所灭。

[2]越：古国名。始祖为夏代少康的庶子无余。都会稽（今绍兴市）。春秋末常与吴交战，为吴王夫差所败。越王勾践卧薪尝胆，刻苦图强，终于攻灭吴国，称为霸王。战国时国势渐衰，为楚所灭。

[3]齐：古国名。周分封的诸侯国。在今山东北部。开国君主吕尚。春秋初齐桓公任用管仲，称为霸主。春秋末君权为田氏所夺，后周安王封田氏为齐侯。齐威王时国力强盛，败魏国，称王，为战国七雄之一。此后长期与秦对峙。后五国联合攻齐，齐被燕将乐毅攻破。从此国力衰弱，终于为秦所灭。

【解读】

《吕氏春秋》记载，春秋时伍子胥曾将吴越两国势不两立的形势比喻为"心腹之疾"，并将吴国与齐国的一般矛盾喻之为"疥癣之病"，这是以医学的语言形容国与国之间的政治、军事形势，并衡量其利害关系。

【参阅】

《吕氏春秋·长攻》伍子胥谏吴王云："夫吴之与越，接土邻境，道易人通，仇雠敌战之国也，非吴丧越，越必丧吴。若燕、秦、齐、晋，山处陆居，岂能逾五湖九江，越十七厄以有吴哉？"

【原文】

轻水所多秃与瘿人[1]，重水所多尰与躄人[2]，甘水所多好与美人[3]，辛水所多疽与痤人[4]，苦水所多尪与伛人[5]。

（《吕氏春秋·尽数》）

【注释】

[1] 秃与瘿人：秃发和颈瘿患者。瘿，瘿瘤。《易林·坤之大过》："瘤瘿秃疥，为身疫害。"亦以瘿、秃连言。

[2] 尰与躄人：足肿与足不能行病人。足肿曰尰；躄，不能行。

[3] 好与美人：指美好的人。或谓福相之人。

[4] 疽与痤人：疽，痈疽；痤，痤疽。《淮南子·说林训》："溃小疱而发痤疽。"

[5] 尪与伛人：尪，突胸仰向疾病；伛，伛脊病。即所谓鸡胸、龟背。

【解读】

发生在一地区与一定的地理环境有关的疾病，称地方病。人的生长发育与一定地区的水土和生物中化学元素的含量有关，当其不相适应就可能产生某些疾病，如喜马拉雅山山区的地方性甲状腺肿、黑龙江省的克山病等。先秦时代人根据地方饮用水的质量和味道，分别称为"轻水""重水""甘水""辛水"和"苦水"，并通过实际观察，总结出各种水质可导致不同的地方性疾病。

居住环境及饮食对健康的影响，在《黄帝内经》中也有记载，如《素问·异法方宜论》认为：东方海滨傍水，鱼盐之地，民食鱼嗜咸，易使人热中，病痈疡；西方之地沙石多风，其民"华食而脂肥……其病生于内"；北方地高寒冽，民野处乳食，故多"藏寒生满病"；南方地下，雾露所聚，病多挛痹；中央土地平湿，病多痿厥寒热。

现代考古学所展开的体质人类学与古代社会研究，涉及古代不同地区食谱与健康问题。《吕氏春秋》的记载，为我们提供了重要的地方病古文献资料。

【参阅】

《淮南子·地形训》:"土地各以其类生,是故山气多男,泽气多女;障气多喑,风气多聋;林气多癃,木气多伛;岸下气多肿,石气多力;险阻气多瘿;暑气多夭,寒气多寿;谷气多痹,丘气多狂;衍气多仁,陵气多贪。轻土多利,重土多迟;清水音小,浊水音大;湍水人轻,迟水人重;中土多圣人。皆象其气,皆应其类。

"是故坚土人刚,弱土人肥;垆土人大,沙土人细;息土人美,耗土人丑。食水者善游能寒,食土者无心而慧,食木者多力而奰,食草者善走而愚,食叶者有丝而蛾,食肉者勇敢而悍,食气者神明而寿,食谷者知慧而夭。"

晋张华《博物志》:"东方少阳,日月所出,山谷清,其人佼好。西方少阴,日月所入,其土窈冥,其人高鼻、深目、多毛。南方太阳,土下水浅,其人大口多傲。北方太阴,土平广深,其人广面缩颈。中央四析,风雨交,山谷峻,其人端正。

"山居之民多瘿肿疾,由于饮泉之不流者,今荆南诸山郡东多此疾廑;由践土之无卤者,今江外诸山县偏多此病也。"

陈延之《小品方》:"瘿病者,始作与瘰核相似。其瘿病喜当颈下,当中央不偏两边也,乃不急,腿然则是瘿也。中国人息气结瘿者,但垂腿腿无核也。长安及襄阳蛮人,其饮沙水,喜瘿有核瘰瘰耳,无根,浮动在皮中……北方妇人饮沙水者,产乳其于难,非针不出。"

【原文】

凡人三百六十节,九窍、五藏、六府。肌肤欲其比[1]也,血脉欲其通也,筋骨欲其固也,心志欲其和也,精气欲其行也。若此,则病无所居而恶无由生矣。

病之留、恶之生也,精气郁也。

(《吕氏春秋·达郁》)

【注释】

[1] 比：比和，相协调的意思。

【解读】

《吕氏春秋·达郁》主要说明人体的"血脉欲其通""精气欲其行"。血脉、精气通行，则病邪无由生，疾病自然可愈。一国亦然。《达郁》血脉、精气内郁而导致疾病的论说，实发中医郁证病机论之先声，补充了《内经》内容的不足，具有重要学术价值。

【参阅】

《灵枢·小针解》："宛陈则除之者，去血脉也。"

【原文】

流水不腐，户枢不蝼[1]，动也。形气亦然，形不动则精不流，精不流则气郁。郁处头则为肿为风[2]，处耳则为挶[3]为聋，处目则为䁾[4]为盲，处鼻则为鼽[5]为窒[6]，处腹则为张[7]为疛[8]，处足则为痿[9]为蹶[10]。

（《吕氏春秋·尽数》）

【注释】

[1] 户枢不蝼：户枢，门户的转轴。不蝼，《意林》引作"不蠹"。

[2] 风：眩晕证，或称"头风"。《三国志·魏书·华佗传》："佗死后，太祖头风未愈。"

[3] 挶：本意为握持。在此形容失聪者以手近耳以助听貌。

[4] 䁾：眼病。目眶中分泌物凝积。

[5] 鼽（qiú）：鼻塞流涕。《素问·气交变大论》王冰注："鼽，鼻中水出也。"张介宾《类经》："鼽，鼻塞也。"

[6] 窒：阻塞，不通。

[7] 张：通"胀"。

[8] 疛：通"胕"。《素问·五常政大论》："寒热胕肿。"王冰注："胕

肿，谓肿满，按之不起。"

[9] 痿：病名。症见肢体痿弱，筋脉弛缓。

[10] 蹶：倒仆。《淮南子·精神训》："形劳而不休则蹶。"

【解读】

《吕氏春秋·达郁》指出，人身精气郁滞，则致邪生病，故血脉精气贵于通达。同书《尽数》篇则进一步以"流水不腐，户枢不蝼"作比喻，说明形体不动则精气郁滞，随所郁之处不同，而导致诸种病证。

因之，古代养生者重视劳动，并为引导之术。《庄子·刻意》曰："吐故纳新，熊经鸟伸……此导引之士，养形之人。"

"流水不腐，户枢不蝼"为传世名言。《后汉书·华佗传》记载华氏的话说："人体欲得劳动，但不当使极耳，动摇则谷气得消，血脉流通，病不得生，譬犹户枢，终不朽也。"或亦本于《吕氏春秋》。

【参阅】

《亢仓子》："草郁则为腐，树郁则为蠹，人郁则为病。"

《后汉书·华佗传》："佗语（吴）普曰：人体欲得劳动，但不当使极耳。动摇则谷气得消，血脉流通，病不得生，譬犹户枢，终不朽也。是以古之仙者，为导引之事，熊经鸱顾，引挽腰体，动诸关节，以求难老。吾有一术，名五禽之戏，一曰虎，二曰鹿，三曰熊，四曰猿，五曰鸟，亦以除疾，兼利蹄足，以当导引。"

《千金翼方·养性·养老大例》："非但老人须知服食将息节度，极须知调身按摩，摇动肢节，导引行气……不得安于其处，以致壅滞。故流水不腐，户枢不蠹，义在斯矣。"

【原文】

今世上卜筮[1]祷祠[2]，故疾病愈来。譬之若射者，射而不中，反修于招[3]，何益于中？

夫以汤止沸，沸愈不止，去其火则止矣。故巫医毒药，逐除治之，故古之人贱之也，为其末也。

（《吕氏春秋·尽数》）

【注释】

［1］卜筮：古人用龟甲和蓍草占卜。《礼记·曲礼上》：“龟为卜，策为筮。”

［2］祷祠：以词祝祷于神。

［3］招：靶子。

【解读】

古时人患病，迷信鬼神，崇尚卜筮。即使是原始的医药，也掌握在巫医手中。《史记·周本纪》记载：“武王病，天下未集。群公惧，穆卜。周公乃斋，自为质，欲代武王。武王有瘳，后而崩。”可见虽是周武王患病，也敬卜祓斋，病虽少有转机，仍不免而死。故对于巫医卜筮，明智之士早已轻贱之。《内经》曰：“拘于鬼神者不可与言至德。”《吕氏春秋》则喻之为“以汤止沸，沸愈不止”。《史记》谓“信巫不信医”为“不治”。

【参阅】

《黄帝内经素问·五藏别论》曰：“拘于鬼神者不可与言至德，恶于针石者不可与言至巧，病不许治者，病必不治，治之无功矣。”

《史记·扁鹊仓公列传》：“病有六不治：骄恣不论于理，一不治也；轻身重财，二不治也；衣食不能适，三不治也；阴阳并，藏气不定，四不治也；形羸不能服药，五不治也；信巫不信医，六不治也。有此一者，则重难治也。”

【原文】

今有良医于此，治十人而起九人，所以求之万也。故贤者之致功名也，必乎良医，而君人者不知疾求，岂不过哉？今夫塞[1]者，勇力、时日、卜筮、祷祠无事焉，善者必胜。立功名亦然，要在得贤。

（《吕氏春秋·察贤》）

33

【注释】

［1］塞：通"簺"。一种赌戏。《庄子·骈拇》："博塞以游。"《说文》云"行棋相塞谓之簺"。

【解读】

《吕氏春秋·察贤》的"良医"此喻"贤者"，指出要立功名，像"博塞"一样，善者必胜，凡勇力、占卜、祷告之类，皆不可从事。

由此可见，以良医比为良相，此意实古已有之。

【原文】

凡人主必审分[1]，然后治可以至[2]，奸伪邪辟之涂可以息，恶气苛疾无自[3]至。夫治身与治国，一理之术也。

（《吕氏春秋·审分》）

【注释】

［1］审分：定君臣上下之分。人主之分执柄以御下，人臣之分尽职而治事，为法治之要。

［2］至：达成。

［3］无自：无从。

【解读】

《审分》谓治身与治国之术同是一理。故《汉书·艺文志》称古代岐伯、俞拊、扁鹊、秦和辈皆"论病以及国，原诊以知政"。

【参阅】

《汉书·艺文志》："方技者，皆生生之具，王官之一守也。太古有岐伯、俞拊，中世有扁鹊、秦和，盖论病以及国，原诊以知政。"

【原文】

良医者，常治无病之病，故无病。

圣人者，常治无患之患，故无患也。

（《淮南子·说山训》）

【解读】

《老子》曾说："圣人不病，以其病病。夫唯病病，是以不病。"《淮南子·说山训》的这段话，乃从《老子》之言化裁而得。

良医治人，良相治国，皆当防患于未然，如是则身安国泰。

所谓"治无病之病"，就是"治未病"的意思。

《素问·四气调神大论》曰："是故圣人不治已病治未病，不治已乱治未乱，此之谓也。夫病已成而后药之，乱已成而后治之，譬犹渴而穿井，斗而铸锥，不亦晚乎！"

【原文】

夫户牖者，风气之所从往来，而风气者，阴阳相捔[1]者也，离[2]者必病。

(《淮南子·氾论训》)

【注释】

[1]捔：同"角"，竞力，相斗。

[2]离：通"罹"。

【解读】

《淮南子》论"风气"的产生，系"阴阳相捔"所致。凡受风气侵袭，多致疾病。

《素问·六微旨大论》也论"风"的产生，说："气有往复，用有迟速。四者之有，而化而变，风之来也……迟速往复，风所由生，而化而变，故因盛衰之变耳。"认为"气"的往复迟速，就产生风。若风气过盛则变为致病的风邪。风与寒、湿、燥、热、火诸气，合称六气。人在天地气交之中，诸气相薄，变化为邪，必然影响到人的形体甚至发病。所谓"反常则灾害至矣，故曰无形无患"。

【参阅】

《素问·六微旨大论》："帝曰：寒湿相遘，燥热相临，风火相值……

气有胜复，胜复之作，有德有化，有用有变，变则邪气居之……迟速往复，风所由生，而化而变，故因盛衰之变耳……反常则灾害至矣，故曰无形无患。"

【原文】

人大怒破阴，大喜坠阳，大忧内崩[1]，大怖生狂。

（《淮南子·精神训》）

【注释】

［1］崩：崩摧，毁坏。

【解读】

"大怒破阴，大喜坠阳，大忧内崩，大怖生狂"，是《淮南子·精神训》所记载的医学内容，属情志过极所致的疾病。

《素问·阴阳应象大论》云"怒伤肝""喜伤心"，另《疏五过论》又有"暴乐暴苦，始乐后苦，皆伤精气。精气竭绝，形体毁沮。暴怒伤阴，暴喜伤阳，厥气上行，满脉去形"的记载。其中也谈到"暴怒伤阴，暴喜伤阳"的问题。

王冰注"暴怒伤阴，暴喜伤阳"句云："怒则气逆，故伤阴；喜则气缓，故伤阳。"

另在《素问·离合真邪论》中还论述暴忧之病，说："隔塞闭绝，上下不通，则暴忧之病也。"与《精神训》"大忧内崩"，同因而异病。《素问·调经论》云："血并于阴，气并于阳，故为惊狂。"《灵枢·癫狂》云："狂言、惊、善笑、好歌乐、妄行不休者，得之大恐。"恐怖生狂的病证，则为临床所常见。

葛洪《抱朴子·极言》有"忍怒以全阴气，抑喜以养阳气"之说，是针对"大怒破阴，大喜坠阳"的精神调控法。

后张子和《儒门事亲·九气感疾更相为治术》善用情志疗法治疗情志疾病，以为："悲可以治怒，以怆恻苦楚之言感之；喜可以治悲，以谑浪亵狎之言娱之；恐可以治喜，以恐惧死亡之言怖之；怒可以治思，以污辱欺罔之言触之；思可以治恐，以虑此志彼之言夺之。凡此五者，必诡诈谲怪，无所不至，然后可以动人耳目，易人听视。"

【参阅】

《旧唐书·柳子华传》："善摄生，年八十余，步履轻便。或祈其术，曰：'吾初无术，但未尝以元气佐喜怒，气海常温耳。'"

【原文】

治疽不择善恶丑肉而并割之……割唇而治龋……用智如此，岂足高乎！

（《淮南子·说山训》）

【解读】

治痈疽而割好肉，治龋齿而割口唇，是为伤及无故，致邪失正。《黄帝内经》十分重视此类问题，故《素问·刺要论》在论针刺法时说："病有浮沉，刺有浅深，各至其理，无过其道。过之则内伤，不及则生外壅，壅则邪从之。浅深不得，反为大贼，内动五藏，后生大病。"具体来说，则有"刺骨无伤筋""刺筋无伤肉""刺肉无伤脉""刺脉无伤皮""刺皮无伤肉""刺肉无伤筋""刺筋无伤骨""刺骨无伤髓"等守则。更为重要的是在《刺禁论》中指出"藏有要害，不可不察"，否则多因误刺而致死。

【原文】

夫病湿[1]而强之食，病喝[2]而饮之寒，此众人之所以为养也，而良医之所以为病也。

（《淮南子·人间训》）

病热而强之餐，救喝而饮之寒，救经[3]而引其索，拯溺而授之石。欲救之，反为恶。

（《淮南子·说林训》）

【注释】

[1]病湿：疑为"病温"之字讹，与《说林训》"病热而强之餐"之"病热"同义。

[2]喝：中暑，伤于暴热。

[3]经：自缢。

【解读】

患热病者强食，则反增其病，或有后遗症。这在《素问·热论》中早有明训。又若暴中暑热者，不能骤进或多进寒饮，恐水饮内聚，或上逆而吐，这在《伤寒论》称为"水逆"。

"欲救之，反为恶"，这是救人者不可疏忽的事。

【参阅】

《素问·热论》："帝曰：热病已愈，时有所遗者，何也？岐伯曰：诸遗者，热甚而强食之，故有所遗也。若此者，皆病已衰，而热有所藏，因其谷气相薄，两热相合，故有所遗也。帝曰：善。治遗奈何？岐伯曰：视其虚实，调其逆从，可使必已矣。帝曰：病热当何禁之？岐伯曰：病热少愈，食肉则复，多食则遗，此其禁也。"

《千金要方·伤寒·伤寒例》："凡得时气病，五六日而渴欲饮水，饮不能多，不当与也。所以尔者，腹中热尚少，不能消之，便更为人作病矣。"

【原文】

夫有病于内者必有色于外矣。

（《淮南子·俶真训》）

【解读】

《孟子·告子》云："有诸内，必形诸外。"可见古人早已肯定内外的相形相应。《淮南子》所说"有病于内者必有色于外"，正符合中医的"藏象学说"。"藏象"的意思是"藏诸内者象诸外"，凡体内脏腑的正常与否，必在体表有所反应。故古医家的"色脉诊"正是通过察色按脉而得知病情。《素问·脉要精微论》说："切脉动静，而视精明，察五色，观五藏有余不足，六府强弱，形之盛衰。以此参伍，决死生之分。"

同时《灵枢·本藏》也说："视其外应，以知其内藏，则知所病矣。"又《五阅五使》云："五色之见于明堂，以观五藏之气。"《师传》云："五藏之气，阅于面。"《邪气藏府病形》云："见其色，知其病。命曰'明'。"诸多论说，皆与《淮南子》"有病于内者必有色于外"精神一致。

【原文】

所以贵扁鹊者，非贵其随病而调药，贵其抉息脉血，知病之所从生也；所以贵圣人者，非贵随罪而鉴[1]刑也，贵其知乱之所由起也。

（《淮南子·泰族训》）

【注释】

[1] 鉴：鉴定、裁定的意思。

【解读】

圣人治乱，不贵于能据罪定刑，而在于知道致乱的原因。良医治病，不贵于随病用药，而在于知病之源。知乱之由，知病所起，实是《素问·阴阳应象大论》"治病必求于本"之意。

故《类经·论治类》说："《淮南子》曰：所以贵扁鹊者，知病之所从生也；所以贵圣人者，知乱之所由起也。王应震曰：见痰休治痰，见血休治血，无汗不发汗，有热莫攻热，喘生休耗气，精遗不涩泄，明得个中趣，方是医中杰……此真知本之言，学人当知省之。"

【参阅】

《盐铁论·轻重》："扁鹊抚息脉而知疾所由生。"

《盐铁论·大论》："扁鹊攻于腠理，绝邪气，故痈疽不得形也。圣人从事于未然，故乱原无由生。是以砭石藏而不施，法令设而不用。断已然，凿已发者，凡人也；治未形，睹未萌者，君子也。"

《盐铁论·申韩》："所贵良医者，贵其审消息而退邪气也，非贵其下针石而钻肌肤也。所贵良吏者，贵其绝恶于未萌，使之不为非，非贵其拘之图圄而刑杀之也。"

【原文】

匿病[1]者不得良医，羞问者圣人去之。以为远功而近有灾，是则不有。

（《春秋繁露·执贽》）

【注释】

[1] 匿病：隐匿、掩盖病情，或讳言疾病。

【解读】

有病而隐匿病情，得不到良医治疗；无知而羞于请问，得不到智者教导。误以为功远，而招致近灾。因而古人教人不讳疾忌医，应不耻下问。

《素问·五藏别论》说："病不许治者，病必不治。"正是谓虽有良医，却因"匿病"而不治。故《史记·扁鹊仓公列传》说："使圣人预知微，能使良医得蚤从事，则疾可已，身可活也。"

【参阅】

《史记·扁鹊仓公列传》："扁鹊过齐，齐桓侯客之。入朝见，曰：'君有疾在腠理，不治将深。'桓侯曰：'寡人无疾。'扁鹊出，桓侯谓左右曰：'医之好利也，欲以不疾者为功。'后五日，扁鹊复见，曰：'君有疾在血脉，不治恐深。'桓侯曰：'寡人无疾。'扁鹊出，桓侯不悦。后五日，扁鹊复见，曰：'君有疾在肠胃间，不治将深。'桓侯不应。扁鹊出，桓侯不悦。后五日，扁鹊复见，望见桓侯而退走。桓侯使人问其故。扁鹊曰：'疾之居腠理也，汤熨之所及也；在血脉，针石之所及也；其在肠胃，酒醪之所及也；其在骨髓，虽司命无奈之何。今在骨髓，臣是以无请也。'后五日，桓侯体病，使人召扁鹊，扁鹊已逃去。桓侯遂死。"

【原文】

扁鹊抚息脉而知疾所由生[1]，阳气盛则损之而调阴，寒气盛则损之而调阳，是以气脉调和，而邪气无所留矣。

夫拙医不知脉理之腠，血气之分，妄刺而无益于疾，伤肌肤而已矣。

今欲损有余，补不足，富者愈富，贫者愈贫矣。严法任刑，欲以禁暴止奸，而奸犹不止，意[2]者非扁鹊之用针石，故众人未得其职[3]也。

（《盐铁论·轻重》）

【注释】

[1]扁鹊抚息脉而知疾所由生：《淮南子·泰族训》："所以贵扁鹊者……贵其抚息脉血，知病之所从生也。"

[2]意：意料，意想。

[3]职：职分，职责，应尽的职务。

【解读】

《盐铁论》谓扁鹊按脉而知病因，或损阳而调阴，或损阴而调阳，使气脉调和，邪气不留。然而庸医妄用针石徒伤肌肤。治国与治病之理相通。由于官吏不称职，未能像扁鹊一样正确诊治，故其治世，虽欲损其有余补不足，而贫富的差距愈大；虽然任意使用刑法，欲禁暴止奸，而奸邪不能止。

【参阅】

《灵枢·刺节真邪》："大风在身，血脉偏虚。虚者不足，实者有余。轻重不得，倾侧宛伏，不知东西，不知南北；乍上乍下，乍反乍复，颠倒无常，甚于迷惑。黄帝曰：善，取之奈何？岐伯曰：泻其有余，补其不足，阴阳平复。"

《灵枢·邪客》："补其不足，泻其有余，调其虚实，以通其道而去其邪。"

【原文】

扁鹊不能治不受针药之疾，贤圣不能正不食^[1]谏诤之君。

（《盐铁论·相刺》）

【注释】

[1] 不食：在此作"不进"解。

【解读】

病人因诸多原因而不受针药，则医者如扁鹊之神，也不能施展其术。正如君王不进诤谏，虽是圣贤，也不能纠正其错误作为。

《素问·五藏别论》说："恶于针石者，不可与言至巧。病不许治者，病必不治，治之无功矣。"《王冰》注："以为此皆谓二病不相得。"

【参阅】

《史记·扁鹊仓公列传》："人之所病病疾多，而医之所病病道少。故病有六不治：骄恣不论于理，一不治也；轻身重财，二不治也；衣食不能适，三不治也；阴阳并，藏气不定，四不治也；形羸不能服药，五不治也；信巫不信医，六不治也。有此一者，则重难治也。"

【原文】

人之温病而死也，先有凶色见于面部。其病，遇邪气也。其病不愈，至于身死，命寿讫也。国之乱亡，与此同验。

（《论衡·治期》）

【解读】

诊病之法，古代医家有色诊。《灵枢·师传》谓"五藏之气阅于面"，又《本藏》说："视其外应，以知其内藏，则知所病矣。"人若患病，其色必变。《脉经》《千金要方》载有《扁鹊华佗察声色要诀》，其中有多种察面部凶色的死征。

【参阅】

《素问·刺热》："肝热病者左颊见赤，心热病者颜先赤，脾热病者鼻先赤，肺热病者右颊先赤，肾热病者颐先赤。病虽未发，见赤色者刺之，名曰治未病。热病从部所起者，至期而已；其刺之反者，三周而已；重逆死。"

《扁鹊华佗察声色要诀》："病人面青目白者死；病人面赤目青者六日死……病人面白目黑者死……病人面黑目白者八日死……病人面青目黄者五日死……病人面无精光，若土色，不受饮食者四日死；病人目无精光及牙齿黑色者不治；病人耳目鼻口有黑色起，入于口者必死；病人耳目及颧颊赤者，死在五日中……病人及健人面忽如马肝色，望之如青，近之如黑色者死……病人面黑唇青者死；病人面青唇黑者死……"

【原文】

是故微病，恒医[1]皆巧；笃剧，扁鹊乃良。建初孟年[2]，无妄[3]气至，岁之疾疫也，比旱不雨，牛死民流，可谓剧矣。

（《论衡·恢国》）

【注释】

[1]恒医：常医。

[2]建初孟年：建初，东汉章帝年号，公元76～84年。凡居长居首者称"孟"，如四季中第一个月称"孟月"。孟年当是初年。

[3]无妄：无能预期，出其不意。

【解读】

凡轻微的疾病，一般医生即可治愈。若重笃之疾，则必用良医。王充举建初孟年天灾疾疫，国家既病，人民亦病，故只有良相良医，方能挽救之。

【原文】

痈疽之发，亦一实也。气结阏[1]积，聚为痈；溃为疽创，流血出脓，岂痈疽所发，身之善穴[2]哉？营卫之行，遇不通也。

（《论衡·幸偶》）

【注释】

［1］阋：阻塞。

［2］善穴：善于穿孔。

【解读】

王充论痈疽的发生，认为因营卫之行不通，气结阋积，结聚而成，破溃则流出脓血。其所言痈疽病机，与《灵枢经》营卫稽留于经脉，气血壅遏不通，热胜而肉腐为脓的病机论述相符。

【参阅】

《灵枢·痈疽》："黄帝曰：夫子言痈疽，何以别之？岐伯曰：营卫稽留于经脉之中，则血泣而不行，不行则卫气从之而不通，壅遏而不得行，故热。大热不止，热胜则肉腐，肉腐则为脓。然不能陷，骨髓不为燋枯，五脏不为伤，故命曰痈。

"黄帝曰：何谓疽？岐伯曰：热气淳盛，下陷肌肤，筋髓枯，内连五脏，血气竭，当其痈下，筋骨良肉皆无余，故命曰疽。疽者，上之皮夭以坚，上如牛领之皮。痈者，其皮上薄以泽。此其候也。"

【原文】

虫堕一器，酒弃不饮；鼠涉一筐，饭捐不食。夫百草之类，皆有补益，遭医人采掇，成为良药。

（《论衡·幸偶》）

【解读】

虫鼠有毒，故弃酒捐饭，不可再供饮食。古人对于虫堕、鼠啮所余饮食导致疾病的情况尤为重视，这在距王充年代不远的葛洪《肘后备急方》中已有所记载，后孙思邈《千金要方·养性》中也说："饮食上蜂行住，食之必有毒，害人。"

自古相传，神农氏悯人民多疾，遂尝百草以救疗。又传古天竺大医耆婆云："天下物类，皆是灵药。"因而孙思邈说："万物之中，无一物而

非药者，斯乃大医也。"（《千金翼方·药录纂要·药名》）

【参阅】

《附广肘后方》："治黄疸，用秦艽一大两，细剉⋯⋯凡黄有数种，伤酒曰酒黄，夜食误食鼠粪亦作黄。"

【原文】

古贵良医者，能知笃剧之病所从生起，而以针药治而已之。如徒知病之名而坐观之，何以为奇？夫人有不善，则乃性命之疾也，无其教治，而欲令变更，岂不难哉！

（《论衡·率性》）

【解读】

王充以教治过恶比喻针药治病，认为良医以针药救治重笃疾病，人有过恶，如同疾病危害性命，若不教治，必难改善。

【原文】

有痴狂之疾，歌啼于路，不晓东西，不睹燥湿，不觉疾病，不知饥饱，性已毁伤，不可如何。前无所观，却无所畏也。

（《论衡·率性》）

【解读】

王充认为，痴狂之病的发生，表现在于"性"的毁伤。其证状描述十分真切，《灵枢经》对狂的病因、证状，论述尤详。

【参阅】

《灵枢·癫狂》："狂始生，先自悲也，喜忘、苦怒、善恐者，得之忧饥⋯⋯狂始发，少卧不饥，自高贤也，自辩智也，自尊贵也，善骂詈，日夜不休⋯⋯狂言，惊，善笑，好歌乐，妄行不休者，得之大恐⋯⋯狂，目妄见，耳妄闻，善呼者，少气之所生也⋯⋯狂者多食，善见鬼神，善笑而不发于外者，得之有所大喜。"

【原文】

强寿弱夭，谓禀气渥薄[1]也……若夫强弱夭寿，以百为数，不至百者，气自不足也。

夫禀气渥则其体强，体强则其命长；气薄则其体弱，体弱则命短。命短则多病寿短。

始生而死，未产而伤，禀之薄弱也。渥强之人，不卒其寿。若夫无所遭遇，虚居困劣，短气而死，此禀之薄，用之竭也。此与始生而死、未产而伤一命也，皆由禀气不足，不自致于百也。

人之禀气，或充实而坚强，或虚劣而软弱。充实坚强，其年寿；虚劣软弱，失弃其身。

儿而死枯者，禀气薄，则虽形体完，其虚劣气少，不能充也。儿生，号啼之声鸿朗高畅者寿，嘶喝湿下[2]者夭。何则？禀寿夭之命，以气多少为主性也。

妇人疏字[3]者子活，数乳[4]者子死。何则？疏而气渥，子坚强；数而气薄，子软弱也。

怀子而前已产子死，则谓所怀不活，名之曰怀。其意以为，已产之子死，故感伤之子失其性矣。

所产子死、所怀子凶者，字乳亟数，气薄不能成也；虽成人形体，则易感伤，独先疾病，病独不治。

（《论衡·气寿》）

【注释】

［1］渥薄：渥，浓郁。渥薄，厚薄之意。

［2］湿下：湿，低湿。湿下，低下之意。

［3］字：字乳，生育。

［4］乳：生子。

【解读】

《气寿篇》论述禀气厚薄与寿命长短的关系。认为禀气厚者体强而长寿，禀气薄者体弱而寿短。至于未产而伤、始生而死、生后虚劣，皆由禀气不足。又女人数乳，气薄而子易死，或所产子死重又怀子，则其多气薄，易于感伤患病。《气寿篇》的论述可补医史内容之不足。

【原文】

凡天地之间有鬼，非人死精神为之也，皆人思念存想之所致也。致之何由？由于疾病。人病则忧惧，忧惧则鬼出。凡人不病则不畏惧。故得病寝衽，畏惧鬼至。畏惧则存想，存想则目虚见……思念存想，自见异物也……则亦知夫病者所见非鬼也。病者困剧身体痛，则谓鬼持棰杖驱击之，若见鬼把椎锁绳纆立守其旁，病痛恐惧，妄见之也。初疾畏惊，见鬼之来；疾困恐死，见鬼之怒；身自疾痛，见鬼之击，皆存想虚致，未必有其实也。夫精念存想，或泄于目，或泄于口，或泄于耳。泄于目，目见其形；泄于耳，耳闻其声；泄于口，口言其事。昼日则鬼见，暮卧则梦闻。独卧空室之中，若有所畏惧，则梦见夫人据案其身哭矣。觉见卧闻，俱用精神；畏惧存想，同一实也。

（《论衡·订鬼》）

【解读】

无论古今中外，世人多谈鬼色变。其实早在古代，明智之士固有正确定论。王充说鬼"非人死精神为之也，皆人思念存想之所致也"，洵为精辟之言。他还对病人所谓"见鬼"的各种妄觉分析得十分仔细。

【原文】

夫虫，风气所生……虫之种类，众多非一……或白或黑，或长或短，大小鸿杀[1]，不相似类，皆风气所生，并连以死。生不择日，若生日短促，见而辄灭。

人腹中有三虫[2]。下地之泽，其虫曰蛭，蛭食人足，三虫食肠……然夫虫之生也，必依温湿。温湿之气，常在春夏。秋冬之气，寒而干燥，虫未曾生……夫春夏非一，而虫时生者，温湿甚也，甚则阴阳不和。

案虫害人者，莫如蚊蚋……且天将雨，蚁出蚋蜚，为与气相应也。或时诸虫之生，自与时气相应……天道自然，吉凶偶会，非常之虫适生。

（《论衡·商虫》）

【注释】

[1] 鸿杀：鸿，强盛；杀，衰退。

[2] 三虫：指寄生于人体的长虫、赤虫、蛲虫。

【解读】

王充《论衡》论虫的种类、生长繁殖，以及其与季节时气相应的关系。

他认为虫的种类众多，由风气所生，必依温湿，且与时气相应，而有"非常之虫"孳生。凡此论述，皆为当时医学著作所未载，可谓别开生面。其所谓的"必依温湿"，即是后世医家所说的"湿热生虫"。

【参阅】

《论衡·遭虎》："阴物以冬见，阳虫以夏出。出应其气，气动其类……象出而物见，气至而类动，天地之性也。"

《诸病源候论》："三虫者，长虫、赤虫、蛲虫也……长虫，蛔虫也，长一尺，动则吐清水，出则心痛，贯心则死。赤虫，状如生肉，动则肠鸣。蛲虫至细微，形如菜虫也，居胴肠间，多则为痔，极则为癞，因人疮处，以生诸痈、疽、癣、瘘、疬、疥、䘌虫，无所不为。"

【原文】

或问曰："天地之间，万物之性，含血之虫，有蝮蛇、蜂虿，咸怀毒螫，犯中人身，渭濩[1]疾痛，当时不救，流遍一身。草木之中，有巴豆、野葛，食之凑漶[2]，颇多杀人。不知此物禀何气于天？万物之生，皆禀元气，元气之中，有毒螫乎？"

曰："夫毒，太阳之热气也，中人人毒。人食凑漶者，其不堪任也，不堪任，则谓之毒矣。太阳火气，常为毒螫，气热也……夫毒，阳气也，故其中人，若火灼人……火烟入鼻鼻疾，入目目痛，火气有烈也。物为靡屑[3]者多，唯一火最烈，火气所燥也。食甘旨之食，无伤于人；食蜜少多，则令人毒。蜜为蜂液，蜂则阳物也。人行无所触犯，体无故痛，痛处若棰杖之迹。人痱，痱谓鬼殴之……微者，疾谓之'边'，其治用蜜与丹。蜜丹阳物，以类治之也。夫治风用风，治热用热，治'边'用蜜丹。则知'边'者阳气所为，流毒所加也。"

（《论衡·言毒》）

【注释】

[1] 渭濊：水下流貌。

[2] 凑懑：凑，通"腠"。懑，闷。

[3] 靡屑：摧毁之意。

【解读】

王充论蝮蛇、蜂虿和巴豆、野葛之"毒"，主于"太阳火热之气"。医称火毒、热毒或燥毒。在古医籍中，关于"热毒""燥毒"的记载最早见于《素问·五常政大论》，有"太阳在泉，热毒不生""太阴在泉，燥毒不生"之说，认为寒气在地中，与热相反，故热毒之物不生；地中有湿，与燥性殊，故燥毒之物不生。"边"，古时外症名。但医书中无此名，而有"腷"。《肘后备急方》："皮肉卒肿起，狭长赤痛，名腷。"腷，疑即"边"。

按蜂蜜，其性生用甘凉，有止痛、解毒之功。可治汤火伤，解毒。

【参阅】

治疗肿恶毒：生蜜和隔年葱研膏，先刺破涂之，如人行五里许，则疗出，后以热醋汤洗去。（《济急仙方》）

解乌头毒：白蜂蜜，每次一至四汤匙，温开水冲服。（《上海常用中草药》）

【原文】

天地之间，毒气流行，人当其冲，则面肿疾，世人谓之火流所刺也……

南道名毒曰短狐……阳气因而激，激而射，故其中人象弓矢之形。

火困而气热，血毒盛，故食走马之肝杀人，气困为热也。

盛夏暴行，暑暍而死，热极为毒也。人疾行汗出，对炉汗出，向日亦汗出，疾温病者亦汗出。四者异事而皆汗出，困同热等，火日之变也。

天下万物，含太阳气而生者，皆有毒螫。毒螫渥者，在虫则为蝮蛇、蜂虿，在草则为巴豆、冶葛，在鱼则鲑与鲮、鰤。故人食鲑肝而死，为鲮、鰤螫有毒。

……温气天下有，路畏入南海。鸩鸟生于南，人饮鸩死……冶葛、巴豆，皆有毒螫，故冶在东南，巴在西南。土地有燥湿，故毒物有多少。生出有处地，故毒有烈不烈……江北地燥，故多蜂虿；江南地湿，故多蝮蛇。生高燥比阳，阳物悬垂，故蜂虿以尾刺；生下湿比阴，阴物柔伸，故蝮蛇以口齰。毒或藏于首尾，故螫齰有毒；或藏于体肤，故食之辄瘛；或附于唇吻，故舌鼓为祸。

毒螫之生，皆同一气，发动虽异，内为一类。

（《论衡·言毒》）

【解读】

《论衡·言毒》涉及种种，包括流行毒气，使人卒然而肿，即所谓"火流"丹毒；还有南方的"短狐"，即射工之毒；"气热血毒"的马肝之毒、暑热温病之毒、蝮蛇蜂虿毒、巴豆冶葛毒，以及鲑鱼毒、鸩鸟毒等。至于毒的性质，又有气毒、血毒、热毒、燥毒、湿毒等分别。动物之毒各有处所，或有尾刺，或在体肤，或在口齰唇吻。凡此种种，毒气的发动虽有不同，但可归纳于一类。

《言毒》的内容如此集中，为当时医书所未见，可补医学文献之不足。

【原文】

美酒为毒，酒难多饮；蜂液为蜜，蜜难益食。

（《论衡·言毒》）

【解读】

王充《言毒》指出美酒不可多饮，因有一定的毒性；虽然蜂蜜甘美，但也不能充食。

【原文】

孝子之养亲病也，未死之时，求卜迎医，冀祸消药有益也。既死之后，虽审如巫咸，良如扁鹊，终不复生。何则？知死气绝，终无补益。

（《论衡·薄葬》）

【解读】

相传古之名巫巫咸善于卜筮消祸，良医扁鹊精于用药治疾，但只能取效于未死之时，而无益于气绝之后。正如《史记·扁鹊仓公列传》所说："故天下尽以扁鹊为能生死人。扁鹊曰：'越人非能生死人也，此自当生者，越人能使之起耳。'"

【原文】

人之疾病，希有不由风湿与饮食者。当风卧湿，握钱问祟；饱饭餍食，斋精解祸。而病不治谓祟不得，命自绝谓筮不审，俗人之知也。

……居处不慎，饮食过节，不曰失调和，而曰徙触时。死者累属，葬棺至十，不曰气相污，而曰葬日凶。有事归之有犯，无为归之所居。居衰宅耗，蜚[1]凶流尸，集人室居，又祷先祖，寝祸遗殃。疾病不请医，更患不修行，动归于祸，名曰犯触。用知浅略，原事不实，俗人之材也。

（《论衡·辨祟》）

【注释】

[1] 蜚：通"飞"。

【解读】

东汉、晋代，祈祷、禳祭、祓除、厌胜等术流行。《论衡·辨祟》记载，当时世俗之人从事迷信活动，不从居处、饮食失于调和或疫气相污等方面去探究致病原因，而妄言迁移触时，丧葬犯日。

王充则认为，居处不慎，当风卧湿，饱饭餍食，饮食过节，或众人疫死，病气污染等，才是真正的病因。故犯病不请医，祷筮问祟，其命自绝。

【原文】

孔子素[1]祷，身犹疾病；汤亦素祷，岁犹大旱。然则天地之有水旱，犹人之有疾病也。疾不可以自责除，水旱不可以祷谢去，明矣。

（《论衡·感虚》）

【注释】

[1] 素：平素。

【解读】

王充著《感虚篇》，举商汤祷祀而不免大旱，孔子祷祀而身犹疾病为例，指出鬼神感应之虚妄。

【原文】

故夫天地之有湛[1]也，何以知不如人之有水病也？其有旱也，何以知不如人有瘅疾[2]也？祷请求福，终不能愈；变操易行[3]，终不能救。使医食药，冀可得愈；命尽期至，医药无效。

尧遭洪水……使禹治之，百川东流。夫尧之使禹治水，犹病水者之使医也。然则尧之洪水，天地之水病也；禹之治水，洪水之良医也。

（《论衡·顺鼓》）

【注释】

［1］湛：水深貌。

［2］瘅疾：热病。

［3］变操易行：改变操行。在此亦指统治者改易政令。

【解读】

《尚书》曾记载尧时洪水及大禹治水的史实。王充批评了当时遭遇水旱之灾而祈祷易行的愚昧做法。尧使鲧治洪水，用筑堵之法而水益甚。后使禹治水，用疏凿之法而水去。《论衡》喻禹为"洪水之良医"。

金医家张子和有感于此，在《儒门事亲》中记载，当时嗜补之习颇盛，凡疾病往往不究虚实，滥投补剂。庸医以此取悦于人，病家昧而不觉，以致邪气稽留，为害甚烈。目睹时弊，痛加指斥，说："惟庸工误人最深，如鲧湮洪水，不知五行之道。夫补者人所喜，攻者人所恶。医者与其逆病人之心而不见用，不若顺病人之心而获利也。"（《汗下吐三法该尽治病诠》）批判了误补之害，并揭露了时医唯知贸利的不良风气。

【原文】

夫人食不净之物，口不知有其洿[1]也。如食已知之，名曰肠洿。

（《论衡·雷虚》）

【注释】

［1］洿（wū）：同"污"。污染。

【解读】

《论衡》的意思，是在于告诫人们必须在进食前就辨知食物的洁净与否，即所谓"防患于未然"。否则将病成无及。

"肠洿"，犹今人所说的肠道感染。

【原文】

且凡人所恶，莫有腐臭。腐臭之气，败伤人心。故鼻闻臭，口食腐，心损口恶，霍乱呕吐。夫更衣之室，可谓臭矣；鲍鱼之肉，可谓腐矣。然而有甘之更衣之室，不以为忌；肴食腐鱼之肉，不以为讳。意不存以为恶，故不计其可与不也。

（《论衡·四讳》）

【解读】

腐臭之气，常人所恶，然而竟有甘之嗜之而不以为忌讳者。《论衡》所言虽从腐臭之气导致霍乱呕吐说起，但其寓意不在于此，可以发人深省。

【原文】

凡治病者，必先知脉之虚实，气之所结，然后为之方，故疾可愈而寿可长也。

为国者，必先知民之所苦，祸之所起，然后设之以禁，故奸可塞、国可安矣。

（《潜夫论·述赦》）

【解读】

治病者知脉之虚实、气之所结，治国者知民之所苦、祸之所起，是病愈寿长、奸塞国安的关键所在。

【参阅】

《素问·玉机真藏论》："黄帝曰：凡治病，察其形气色泽，脉之盛衰，病之新故，乃治之。"又《通评虚实论》："岐伯曰：邪气盛则实，精气夺则虚。"

另《至真要大论》："帝曰：气有多少，病有盛衰，治有缓急，方有大小。"

《墨子·兼爱》："圣人以治天下为事者也，必知乱之所自起，焉能治之；不知乱之所自起，则不能治。譬之如医之攻人之疾者然，必知疾之所自起，焉能攻之；不知疾之所自起，则弗能攻。"

【原文】

上医医国，其次下医医疾。夫人治国，固治身之象。疾者身之病，乱者国之病也。身之病待医而愈，国之乱待贤而治。

（《潜夫论·思贤》）

【解读】

自古以来，人们将治身与医国相提并论。最早见于《国语·晋语》：医和曰："上医医国，其次疾人。"之后如《吕氏春秋·审分》也说："夫治身与治国，一理之术也。"

《汉书·艺文志》在记述方技书的时候，又说："方技者，皆生生之具，王官之一守也。太古有岐伯、俞拊，中世有扁鹊、秦和，盖论病以及国，原诊以知政。"

《后汉书·崔骃传》亦云："为国之法，有似理身。"

汉王符《潜夫论·思贤》因人病待医而想到国乱得贤。相传宋范仲淹早年祷于神前，云："不为良相，愿为良医。"实乃贤者的志愿。

【参阅】

《韩诗外传》："传曰：太平之时，无瘖聋跛眇，尪蹇侏儒折短，父不哭子，兄不哭弟，道无襁负之遗育，然各以其序终者，贤医之用也。故安止平正，除疾之道无他焉，用贤而已矣。"

【原文】

且扁鹊之治病也，审闭结而通郁滞，虚者补之，实者泻之，故病愈而名显。伊尹之佐汤也，设轻重而通有无，损积余以补不足，故殷[1]治而君尊。

（《潜夫论·实边》）

【注释】

[1] 殷：朝代名，商王盘庚从奄（今山东曲阜）迁至殷（今河南安阳），因而商也称殷。自盘庚迁殷，至纣亡国，共八世，十二王，

二百七十三年。整个商代，或称商殷，或称殷商。

【解读】

《汉书·艺文志》云："通闭解结，反之于平。"《潜夫论》论扁鹊治病之术，与之相同。

《老子》曰："天之道，损有余而补不足。"扁鹊治病"虚者补之，实者泻之"，是合乎天道。

汤相伊尹"损积余以补不足"，以通天下之有无，殷商遂得大治。同样也合乎"天之道"。

【参阅】

《管子·地数篇》："昔日桀霸有天下而用不足，汤有七十里之薄而用有余……伊尹善通移轻重，开阖决塞，通于高下徐疾之策，坐起之费时也。"

《素问·三部九候论》："必先度其形之肥瘦，以调其气之虚实，实则泻之，虚则补之。"

【原文】

婴儿常病，伤饱也。

哺乳多则生痫[1]病。

哺乳太多，则必掣纵而生痫。

（《后汉书·王符传》）

【注释】

[1] 痫：病症名。其证状突然昏倒，四肢抽搐，多发于小儿。可由多种原因导致。

【解读】

小儿患病，往往因饮食不节所伤。伤乳食者多见厌食，嗳腐吞酸，脘腹膨胀，或泻下臭腐不消化物，甚则发热、发痫。

小儿痫病因哺乳不节所致的属于食痫。《诸病源候论》云："其发之状，或口眼相引，而目睛上摇；或手足掣纵，或背脊强直，或颈项反折。诸方说痫，名证不同，大较其发之源皆因三种。三种者，风痫、惊痫、食痫是也……食痫者，因乳哺不节所成。"

李治《敬斋古今黈》卷五说："《潜夫论》曰：小儿多病伤于饱……然符之此言但知节食耳，不知衣食之丰，亦受病之源也。俗谚有之：小儿欲得安，无过饥与寒。饥寒之者……所以搏节之而已，亦非谓饥之寒之。"

【参阅】

《潜夫论·忠贵》："婴儿有常病，贵臣有常祸，父母有常失，人君有常过。婴儿常病，伤饱也；贵臣常祸，伤宠也。父母常失，在不能已于媚子；人君常过，在不能已于骄臣。哺乳太多，则必掣纵而生痫；贵富太盛，则必骄佚而生过。"

孙思邈《千金要方·少小婴孺方》："凡小儿之痫有三种。有风痫，有惊痫，有食痫……凡是先寒后热发者，皆是食痫也……其先不哺乳，吐而变热，后发痫者，此食痫。早下则差。"

【原文】

膏肓纯白[1]，二竖[2]不生，兹谓心宁；省闼[3]清静，嬖孽[4]不生，兹谓政平。

夫膏肓近心而处阨[5]，针之不达，药之不中，攻之不可，二竖藏焉，是谓笃患[6]。故治身治国者唯是之畏。

（《申鉴·杂言上》）

【注释】

[1] 膏肓纯白：膏肓，谓心膈之间。纯白，纯净洁白，膏肓纯白，谓思想纯洁不杂。

[2] 二竖：指病魔。见《左传》医缓治晋侯故事。

[3] 省闼：省中门闼。宫禁之中。《文选·左思〈魏都赋〉》："禁台

省中，连闼对廊。"

[4]劈孽：受君主宠爱的小人，如妾侍、宦官、庶子等。

[5]处阨：形容膏肓所处的位置。阨，通"隘"，险要。

[6]笃患：严重的疾患。

【解读】

无论身病与国病，其所患皆在邪魔孳生，病入膏肓。《申鉴》之说，正如《汉书·艺文志》所言："盖论病以及国，原诊以知政。"

【原文】

或问曰："江南山谷之间，多诸毒恶，辟之有道乎？"

抱朴子答曰："中州高原，土气清和，上国[1]名山，了无此辈。今吴楚[2]之野，暑湿郁蒸，虽衡、霍[3]正岳，犹多毒蛊[4]也。又有短狐[5]，一名蜮，一名射工，一名射影，其实水虫也，状如鸣蜩，状似三合杯，有翼能飞，无目而利耳，口中有横物角弩，如闻人声，缘口中物如角弩，以气为矢，则因水而射人，中人身者即发疮，中影者亦病，而不即发疮，不晓治之者煞人。其病似大伤寒，不十日皆死。又有沙虱[6]，水陆皆有，其新雨后及晨暮前，跋涉必着人，唯烈日草燥时差稀耳。其大如毛发之端，初着人，便入其皮里，其所在如芒刺之状，小犯大痛，可以针挑取之，正赤如丹，着爪上行动也。若不挑之，虫钻至骨，便周行走入身，其与射工相似，皆煞人。人行有此虫之地，每还所住，辄当以火炙燎令遍身，则此虫堕地也。若带八物麝香丸[7]，及度世丸[8]，及护命丸[9]，及玉壶丸[10]、犀角丸[11]，及七星丸[12]，及荠苊，皆辟沙虱、短狐也。若卒不能得此诸药者，但可带好生麝香亦佳。以雄黄、大蒜等分合捣，带一丸如鸡子大者亦善。若已为所中者，可以此药涂疮亦愈。咬咀赤苋汁，饮之涂之亦愈。五茄根及悬钩草[13]、菖藤[14]，此三物皆可各单行，可以捣服其汁一二升。

（《抱朴子·登涉》）

【注释】

[1] 上国：春秋时，中原诸侯之国称为"上国"，此指中原地方。

[2] 吴楚：指古吴国、楚国地域。吴，今江苏、安徽、浙江的一部分；楚，古时长江中下游一带地区。

[3] 衡、霍：衡，衡山，在湖南省，古称南岳。霍，霍山，在安徽，一名天柱山。

[4] 蠚：毒虫。

[5] 蜩（tiáo）：蝉。

[6] 沙虱：即恙螨，恙虫病的传染媒介。幼螨椭圆形，红色至黄色，有足三对。寄生在人或鼠等动物身上，落入土中，变成有足四对的成螨，成螨体长 5mm，橙红色，密被刚毛。恙虫病是由立克次体引起的急性传染病，症状有发热，持续头痛，眼结膜充血，皮疹，全身淋巴结肿大等。叮咬部位可出现焦痂。

[7] 八物麝香丸：待考。

[8] 度世丸：《备急千金要方·肺脏》载江南度世丸、大度世丸。江南度世丸由蜀椒、人参、细辛、野葛、丹砂、大黄、雄黄、乌头、麝香、牛黄、巴豆、蜈蚣等二十味药制成。

[9] 护命丸：待考。

[10] 玉壶丸：《备急千金要方·胆腑》载仙人玉壶丸。由雄黄、藜芦、丹砂、礜石（一作矾石）、巴豆、八角附子等制丸。

[11] 犀角丸：待考。

[12] 七星丸：待考。

[13] 悬钩草：即悬钩子（《本草拾遗》）。《尔雅》称山莓。能醒酒，止渴，祛痰，解毒。《本草纲目》谓："捣汁服，解射工、沙虱毒。"

[14] 菖藤：《本草经集注》："通草……或云即菖藤茎。"

【解读】

《抱朴子·登涉》记载了南方水陆的短狐和沙虱伤人致病的情况，以

59

及防范方法和内外治疗方药。在葛洪《肘后备急方》中，也有治卒中射工水弩毒方、治卒中沙虱毒方内容，可与《抱朴子·登涉》所载互参。这些文献资料，在医学史上具有重要价值。

【原文】

或问明目之道。抱朴子曰：能引三焦之升景，召大火于南离，洗之以明石[1]，熨之以阳光……或以苦酒煮芜菁子令熟，曝干，末服方寸匕，日三，尽一斗，能夜视有所见矣。

或以犬胆煎青羊、班鸠、石决明、茺蔚、百华散[2]，或以鸡舌香、黄连、乳汁煎注之。诸有百疾之在目者皆愈，而更加精明倍常也。

（《抱朴子·杂应》）

【注释】

[1] 明石：《抱朴子》所说的"明石"，疑即"月石"。月石，即硼砂。《本草纲目》云功能"消障翳"。又络石藤，别名"明石"，但未见有治目之功。

[2] 百华散：待考。

【解读】

"引三焦之升景，召大火于南离"，为古时道家的术语和方法。其意指用导引术，引领三焦阳气上升于头部。

芜菁子，即蔓菁子。功能明目、清热、利湿。《别录》"主明目"，《唐本草》"主目暗"。

《千金要方》补肝芜菁子散："芜菁子三升，净淘，以清酒三升煮令熟，暴干，治下筛。以井花水和服方寸匕，稍加至三匕，无所忌。可少少作。服之令人充肥，明目洞视。水煮酒服亦可。"其法较《抱朴子》所载更为详细。古人治目方中多用动物胆，《小品方》用羊胆、鸡胆、鱼胆。以斑鸠治眼病，《小品方》亦有记载，如《治眼方》治青盲斑浮鸠散，以斑鸠、决明子、防风、细辛等制散服。

以青羊治目病，古方多用之。《别录》："青羊胆：主青盲，明目"；《药性论》："点眼中，主赤障、白膜、风泪"；"青羊肝，服之明目。"《千金要方·食治》"补肝明目"。《唐本草》："疗肝风虚热。目赤暗无所见，生食子肝七枚。"此外，《梅师集验方》："治目暗，黄昏不见物：青羊肝，切，淡醋食之，煮亦佳。"至于石决明、茺蔚子，历来作为治疗眼病常用药。

《医心方》载引《葛氏方》，治目卒赤痛：鸡舌二七枚，黄连一两，大枣一枚。切，水煮，以冷水洗，染绵拭目。其方与《抱朴子》方相似。另在其他目病方中，也往往用黄连和乳汁。

【原文】

今语俗人云：理中、四顺[1]可以救霍乱，款冬、紫苑可以治欬逆，萑芦、贯众[2]之煞[3]九虫[4]，当归、芍药之止绞痛，秦胶[5]、独活之除八风，菖蒲、干姜之止痹湿；菟丝、苁蓉之补虚乏，甘遂、葶历之逐痰癖，括楼、黄连之愈消渴，荠苨、甘草之解百毒，芦如[6]、益热[7]之护众创，麻黄、大青之主伤寒。俗人犹谓不然也，宁煞生请福，分蓍问祟[8]，不肯信良医之攻病，反用巫史之纷若。

（《抱朴子·至理》）

【注释】

[1]理中、四顺：理中丸和四顺汤。理中丸：甘草、干姜、人参、白术。四顺汤：干姜、甘草、人参、附子。

[2]萑芦、贯众，《千金要方·大肠门》用以治蛕虫。又有萑芦丸方。贯众亦治虫常用药。

[3]煞：即杀。

[4]九虫：即伏虫、蛔虫、白虫、肉虫、肺虫、胃虫、赤虫、蛲虫的总称。

[5]秦胶：即秦艽。

[6]芦如：蘧茹。

［7］益热：未详。今亦无此药名。

［8］分蓍问祟：分蓍草进行占卜，问是否鬼神作祟。

【解读】

如《抱朴子》所举，某种药物（或针灸腧穴）对某种病症有特殊疗效，古人称为"主对"。在葛洪当时，世人多不信其效而宁可杀生求神，或占卜请巫，可见晋代社会医药情况和民俗。

【原文】

若乃精灵[1]困于烦扰，荣卫消于役用，煎熬形气，刻削天和[2]。劳逸过度，而碎首以请命；变起膏肓，而祭祷以求痊；当风卧湿，而谢罪于灵祇[3]；饮食失节，而委祸于鬼魅。蕞尔[4]之体，自贻兹患。天地神明，曷能济焉？其烹牲罄[5]群，何所补焉？

（《抱朴子·道意》）

【注释】

［1］精灵：谓精神。

［2］天和：自然的和气。《淮南子·俶真训》："含哺而游，鼓腹而熙，交被天和，食于地德。"

［3］灵祇：神灵。

［4］蕞尔：小貌。《三国志·魏志·陈留王奂纪》："蜀蕞尔小国。"

［5］罄：尽。

【解读】

在葛洪当时，患病后多迷信鬼神，从事祭祀，已成俗尚。人们将自身不慎诸种原因导致的各种疾病，归咎于神灵鬼魅，因而葛洪有"天地神明，曷能济焉，烹牲罄群，何所补焉"的慨叹。

东汉之末，张仲景《伤寒杂病论·自序》也有相似的记述和感慨。

【参阅】

张仲景《伤寒杂病论·自序》："怪当今居世之士，曾不留神医药，精究方术，上以疗君亲之疾，下以救贫贱之厄，中以保身长全，以养其生……婴非常之疾，患及祸至，而方震栗，降志屈节，钦望巫祝，告穷归天，束手受败……举世昏迷，莫能觉悟。"

【原文】

死者不可生也，亡者不可存也。是以至人消未起之患，治未病之疾，医之于无事之前，不追之于既逝之后。

（《抱朴子·地真》）

【解读】

由于生命可贵，死亡难挽，所以抱朴子强调"治未病"之重要。

【原文】

贾公闾[1]后妻郭氏酷妒。有男儿名黎民，生载周[2]，充自外还，乳母抱儿在中庭，儿见充喜踊，充就乳母手中呜之。郭遥望见，谓充爱乳母，即杀之。儿悲思啼泣，不饮它乳，遂死。郭后终无子。

（《世说新语·惑溺》）

【注释】

[1] 贾公闾：晋代贾充，字公闾。

[2] 载周：周岁。

【解读】

婴儿丧失乳母，悲啼不饮致死。属"相思"之病，非汤药所能。

清魏之琇《续名医类案》记载小儿"相思"病案三例。一为薛东明治周岁儿不乳食，肌肉尽消，得平时所玩小木鱼，一见遂笑，疾遂愈。一为万密斋治岁半儿，啼哭不止。得平日喜弄之马鞭，笑而病愈。又万氏治半岁儿，惨然不乐，昏睡不乳，见平时相伴之儿童归家而病愈。

贾公闾儿案，当是小儿患相思病的最早病案记载。

【参阅】

《续名医类案》："一儿半岁，忽日惨然不乐，昏睡不乳。万（密斋）曰：'形色无病，将谓外感，则无风寒之症；将谓内伤，则无乳食之症。此儿莫有所思？思则伤脾，乃昏睡不乳也。'其父母悟云：'有一小厮相伴者，吾使他往，今三日矣。'乳母亦云：'自小厮去后，便不欣喜，不吃乳。'父急命呼之归。儿见其童嬉笑。父曰：'非翁妙术，不能知也。'"

【原文】

刘伶病酒[1]，渴甚，从妇求酒。妇捐[2]酒毁器，涕泣谏曰："君饮太过，非摄生之道，必宜断之！"伶曰："甚善。我不能自禁，唯当祝鬼神，自誓断之耳。便可具酒肉。"妇曰："敬闻命。"供酒肉于神前，请伶祝誓。伶跪而祝曰："天生刘伶，以酒为名，一饮一斛，五斗解酲[3]。妇人之言，慎不可听！"便引酒进肉，隗然[4]已醉矣。

（《世说新语·任诞》）

【注释】

[1] 病酒：犯酒瘾。

[2] 捐：弃。

[3] 解酲：解除酒病。酲，酒醉醒后困乏如病。

[4] 隗然：颓然。醉倒的样子。隗（wěi），倒塌。

【解读】

刘伶以酗酒闻名。妻劝其戒断，伶却趁在神前立誓之机，饮酒啖肉，至于大醉。读其誓言，虽说放任荒诞，却又可笑可怜。

刘伶，晋代人，与阮籍、嵇康等称"竹林七贤"，纵酒放达。乘鹿车，携壶酒，使人荷锸相随，说："死便埋我。"尝著《酒德颂》，自称"惟酒是务，焉知其余"。后世常以刘伶为纵情饮酒、逃避现实的典型人物。

刘伶妇说："饮太过，非摄生之道。"嗜酒者当以此为鉴。

中医方剂中治酒病有葛花解醒汤，其名即取刘伶所说的"解醒"二字。

【原文】

鸿胪卿[1]孔群好饮酒。王丞相[2]语云："卿何为恒饮酒？不见酒家覆瓿布，日月糜烂？"群曰："不尔，不见糟肉乃更堪久。"

(《世说新语·任诞》)

【注释】

[1]鸿胪卿：鸿胪，汉武帝时官名，掌朝贺庆节之礼。东晋改称鸿胪卿。

[2]王丞相：王导（276—339），才智过人，晋元帝时为丞相，政务清静，朝野依赖。历事三朝，出将入相，官至太傅。

【解读】

《吕氏春秋》曾说："肥肉厚酒，务以自强，命之曰烂肠之食。"正如王丞相所谓如酒家覆瓿布，日月糜烂。这是指出过量饮酒的危害。

当然，适当少量饮酒，本有益于健康，故《诗经》云："为此春酒，以介眉寿。"晋张载《酃酒赋》曰："宣御神志，导气养形，遣忧消患，适性顺情。"不过，孔群所说的"糟肉乃更堪久"，则既是诙谐之说，又是酒徒的强词夺理。

【原文】

殷中军妙解经脉，中年都废。有常所给使[1]，忽叩头流血。浩问其故，云："有死事，终不可说。"诘问良久，乃云："小人母年垂百岁，抱疾来久，若蒙官一脉，便有活理。讫就屠戮无恨。"浩感其至性，遂令舁[2]来，为诊脉处方。始服一剂汤，便愈，于是悉焚经方。

(《世说新语·术解》)

医药篇

65

【注释】

［1］给使：供差使的人，即差役、差使。

［2］舁：扛，抬。

【解读】

给使老母抱病日久，殷中军为之诊脉处方，一剂而愈，于是悉焚其母曾所服用经方。可见殷氏医术之高明。

殷中军，即晋代殷浩（303—356），字渊源（或作深源），陈郡长平（今河南西华）人。弱冠有盛名，喜研《易经》《老子》。建元初（约343）为建武将军，以定中原为己任。后因军败，废为庶人，口无怨言。殷氏兼好医术，妙解经脉，曾著方书，不传。《晋书》有《殷浩传》。

【原文】

郗愔[1]信道，甚精勤。常患腹内恶，诸医不可疗。闻于法开[2]有名，往迎之。既来便脉，云："君侯[3]所患，正是精进太过所致耳。"合一剂汤与之。一服，即大下，去数段许纸如拳大，剖看，乃先所服符也。

（《世说新语·术解》）

【注释】

［1］郗愔：晋代人，袭父爵南昌公，拜临海太守。优游简默，因病去职，后又任徐州、兖州刺史，年老乞归。

［2］于法开：东晋时医家，僧人。为当时佛教"六宗七家"之"识含义派"祖师。师事于于法兰，祖术耆婆，才辩纵横，妙通医法。与谢安等友善。升平五年（361）以诊晋穆帝司马聃病预知死期，其名益高。尝说："明六度以除四魔之病，调九候以疗风寒之疾，自利利人，不亦可乎！"时人称赞："以术数弘教，其在开公。"撰有《议论奋豫方》一卷，佚。

［3］君侯：古称列侯为君侯。

【解读】

晋代道教流行，故有"服符"的迷信行为。郗愔信道精勤，所服符纸积聚成病。于法开了知病源，故用药一服，泻下积物而愈。《世说新语》的记载，是于法开治积聚病的真实病案。

【参阅】

《世说新语笺疏》卷下引《晋书》："法开善医术，尝行，暮投主人，妻产，而儿积日不坠。法开曰：此易治耳。杀一肥羊，食十余脔而针之，须臾儿下，羊膂裹儿出。其精妙如此。"

二、药　物

　　先秦、汉代有关药物的记载，除见于医书之外，在经、子典籍中也有不少散在的资料。这些内容，可补医书之不足。

　　《山海经》记载有不少药物产地及其功用的内容，如"少咸之山……多鮂鮂之鱼，食之杀人"，为河豚中毒的早期记载。又如杜衡"食之已瘿"，薰草"佩之可以已疠"，白䳑"食之已嗌痛，可以已痢"，鱲鱼"食之已疣"，文鳐鱼"其味甘酸，食之已狂"，箴鱼"食之无疫疾"，"芒草可以毒鱼"，"流、赭以涂牛马，无病"，以及高氏之山"其下多箴石"，可制砭针的记载等等。这些内容，多属古代药物学的重要文献。李时珍《本草纲目》多所引用。

　　《尚书》"稼穑作甘"一句，对后世医家研究药物性味、作用或探讨消渴病病因病机，有重要启迪。另外，"若药弗瞑眩，厥疾弗瘳"，论述了药物的作用与毒副作用；"若作酒醴，尔惟曲糵"，是最早的制酒技术资料，与医药方面酒醴、曲剂的制作有关。

　　在《诗经》中，有艾、苓苢、虻、蓝以及茹藘、谖草等药物记载。

　　《周礼》记载疡医"以五毒攻之，以五气养之，以五药疗之，以五味节之"，以及"以酸养骨，以辛养筋，以咸养脉，以苦养气，以甘养肉，以滑养窍"等用药法。

　　《礼记》周人用郁金制"鬯"，是当时的祭品及药酒的雏型。此外仲夏之月半夏生，木槿荣，鹿角解，令民无刈蓝；季秋之月菊有黄华；仲冬之月麋角解等，是月令与药物生态的有关记载。

《春秋左传》也有药物内容，如"兰有国香""蜂虿有毒"，鍼季氏酖僖叔等。

《论语》载"康子馈药"，孔子云"未达，不敢尝"。

《韩非子》有"良药苦于口""忠言拂于耳"的名言。

《吕氏春秋》论食物有"阳朴之姜，招摇之桂，越骆之菌"为"和之美者"。又重视"得时之稼"，谓食之"耳目聪明""身无苛殃"。

《淮南子》记载神农尝百草之滋味，一日而遇七十毒的传闻。另有栌木治目；和堇治蝮蛇毒；天雄、乌喙，良医活人；狸头愈鼠，虻散积血；地黄主属骨，甘草主生肉，以及辨识芎䓖与藁本、蛇床与麋芜等内容。

《潜夫论》有以支罗服、粢穬麦合药，以假药误人的记载。

《列子》记载食柚之皮汁，"已愤厥之疾"。

《抱朴子》载有通明丸、五络散、骨填煎等方药，以及射工、沙虱伤人的防治。

《世说新语》记载当时所用的五石散、王不留行、远志等药物，以及甲煎、澡豆等卫生用品。

以上载录，也是中药文化的重要内容。

【原文】

县雍之山……晋水出焉……其中多紫鱼，其状如儵[1]而赤鳞……食之不骄[2]。

（《山海经·北山经》）

【注释】

[1]儵（tiáo）：同"鲦"，即白鲦，一种小白鱼，长数寸，侧扁，银白色，腹面有肉棱，背鳍有硬刺，生活在江湖中。

[2]骄：或作"骚"。

【解读】

鮆鱼，《说文》称刀鱼，《食疗本草》名鲚鱼。

鮆鱼的成鱼多生活在海中，每年春季由海入江，沿江而上，作产卵洄游。今分布于长江下游。

鮆鱼之味鲜美，亦作药用。《本草纲目》云："鲊，贴痔瘘。"王孟英《随息居饮食谱》称有"补气"之功。

《山海经》谓"食之不骄"，"骄"字，或作"骚"，有学者解释为狐臭，存疑。

【原文】

少咸之山……敦水出焉……其中多鮦鮦之鱼，食之杀人。

(《山海经·北山经》)

【解读】

《山海经》所载的"鮦鮦之鱼"，即河豚。《金匮要略》称鲦鲦鱼。《日用本草》又名河鲀鱼。属鲀科动物。

河豚有多种。最常见的是弓斑东方鲀，分布于我国沿海及长江、珠江、辽河等水域，腹内有气囊，遇敌时膨胀如球；虫纹东方鲀分布在我国沿海；暗色东方鲀在东海、黄海。

河豚的肉无毒或少毒，但在血液、内脏、卵、目中有剧毒，其主要毒素为河豚毒素和河豚酸，如误食或煮食时处理不当，即可引起中毒，甚至致死。

【原文】

单张之山……有鸟焉，其状如雉，而文首、白翼、黄足，名曰白鵺。食之已嗌痛，可以已痸[1]。

(《山海经·北山经》)

【注释】

［1］瘂：瘖，即瘖疾。《素问·玉机真藏论》："病筋脉相引而急，病名曰瘖。"

【解读】

据《山海经》所描述的"白鵺"之状，如同白鹇。白鹇，《尔雅》名翰雉，郭璞注又称白雉。

《本草纲目》记载白鹇"甘平，无毒"。《医林纂要》："补中益肺。"汪颖《食物本草》："补中解毒。"其作用记载与《山海经》不同。

【原文】

天帝之山……有草焉，其状如葵，其臭如蘼芜，名曰杜衡。可以走马。食之已瘿。

（《山海经·西山经》）

【解读】

《山海经》中有关杜衡产地、形状、气味和功用的记载。

杜衡为多年生草本，产江苏、浙江、安徽、湖南、江西等地阴湿有腐殖质的林下或草丛中。药用其根茎，气芬芳，味辛辣。

《尔雅翼》称其为杜衡葵；《唐本草》名马蹄香；《土宿本草》名杜细辛，《浙江天目山药植志》称马蹄细辛。

杜衡的功效主治为：散风寒，清痰行水，活血平喘，定痛。治风寒感冒，痰饮咳喘，水肿，风湿，跌打损伤，头痛，龋齿痛，痧气腹痛。

《本草纲目》称"功虽不及细辛，而亦能散风寒，下气消痰，行水破血也"。

《药性论》记载其功能"主项间瘤瘿之疾"，与《山海经》"已瘿"之说相符合。

【原文】

泰器之山，观水出焉……是多文鳐鱼，状如鲤鱼，鱼身而鸟翼，苍文而白首赤喙。常行西海，游于东海，以夜飞。其音如鸾鸡[1]。其味酸甘，食之已狂。

（《山海经·西山经》）

【注释】

[1] 鸾鸡：古代的一种鸟。

【解读】

文鳐鱼，《吕氏春秋》称"鳐"，《本草拾遗》称"飞鱼"。为飞鱼科动物燕鳐鱼。胸鳍宽大特长，可借此滑翔于水面，常成群游于海岸之上。分布我国沿海一带。

《山海经》谓"其味酸甘，食之已狂"。

李时珍《本草纲目》记载"甘酸，无毒"，"已狂"，"已痔"，与《山海经》同。《本草拾遗》又说："令易产，临时烧为黑末，酒下一钱匕。"

【原文】

栒状之山……泆水出焉，而北流注于湖水。其中多箴鱼，其状如儵，其喙如箴[1]。食之无疫疾。

（《山海经·东山经》）

【注释】

[1] 箴：针。

【解读】

箴鱼，即鱵鱼。《本草纲目》云："甘平，无毒。"

《医林纂要》云："滋阴，能穿溃痈毒，作汤服之。"

《山海经》称"食之已疫疾"，其作用与治"痈毒"相近。

今鱵鱼多栖息于浅海、河口，有时入淡水中。分布沿海及长江等各大河流中。

【原文】

浮山……有草焉，名曰薰草，麻叶而方茎，赤华而黑实。臭如蘪芜，佩之可以已疠。

（《山海经·西山经》）

【解读】

薰草，即零陵香。其气芳香，可辟疫疠秽气，故《山海经》说"可以已疠"。

【参阅】

《中药大辞典》："零陵香（《本草拾遗》），异名薰草（《山海经》）……性味辛甘，温。功用主治：祛风寒，辟秽浊。治伤寒，感冒头痛，胸腹胀满，下利，遗精，鼻塞，牙痛。"

【原文】

旄山……苍体之水出焉，而西流注于展水。其中多鳣鱼。其状如鲤而大首，食者不疣。

（《山海经·东山经》）

【解读】

鳣鱼，《本草拾遗》称鳙鱼。今《动物学大辞典》又名胖头鱼。

《本草纲目》说："鳙鱼，处处江湖有之。状似鲢而色黑，其头最大，有至四五十斤者。味亚于鲢。鲢之美在腹，鳙之美在头，或以鲢、鳙为一物，误矣。首之大小、色之黑白，大不相侔。《山海经》云：鳙鱼似鲤，大首，食之已疣。是也。"

汪颖《食物本草》说，其功能"暖胃益人"。《本草求原》谓其"暖胃，去头眩，益脑髓。老人痰喘宜之"。但李时珍认为"多食动风热，发疮疥"。

【原文】

　　蔓山，蔓水出焉，而北流注于伊水……有木焉，其状如棠而赤叶，名曰芒草，可以毒鱼。

（《山海经·中山经》）

【解读】

　　《山海经》芒草，《神农本草经》名莽草。为木兰科植物狭叶茴香。辛温，有毒。

　　《本经》："主头风，痈肿，乳肿，疝瘕。除结气、疥瘙。杀虫鱼。"

　　《本经逢原》说："莽草大毒，善杀鱼鼠，其性可知。"

【参阅】

　　《梦溪笔谈》："今莽草蜀道、襄汉、浙江湖间山中有，枝叶稠密，团栾可爱。叶光厚而香烈，花红色，大小如杏花，六出，反卷向上，中心有新红蕊，倒垂下，满树垂动摇摇然，极可玩。襄汉渔人竞采以捣饭饴鱼，皆翻上，乃捞之。"

　　《本草纲目》："山人以毒鼠，谓之鼠莽。"

【原文】

　　中次九经岷山之首，曰女几之山……其草多菊、苫。

（《山海经·中山经》）

【解读】

　　《山海经》记载，中央第九列山系岷山山系的首座山，名女几山，所产药物以野菊和术居多。这是有关菊花和术的较早产地记载。

【原文】

　　东北五百里，曰条谷之山，其木多槐、桐，其草多芍药、釐冬。

（《山海经·中山经》）

【解读】

槐、桐及芍药、虋冬，后世皆作为药用。虋冬，即门冬。有麦门冬、天门冬，俱属临床常用。《山海经》较早地记述了条谷山为其产地之一。

【原文】

石脆之山……灌水出焉……其中有流、赭，以涂牛马，无病。

（《山海经·西山经》）

【解读】

"流"，又称"石硫黄"，即硫黄。入药外用，有杀虫作用，治疗癣、湿疹、癞疮。

赭，《说文》称"赤土"。《本草纲目》引《山海经》郭璞注云："赭，赤土也。今人以涂牛角，云辟恶。"《山海经》记载赭石防治牛马病，而未言治疗人病。

【原文】

高氏之山，其上多玉，其下多箴石。

凫丽之山，其上多金玉，其下多箴石。

（《山海经·东山经》）

【解读】

《山海经》郭璞注云："可为砭针也。"

《素问·异法方宜论》云："东方之域……鱼盐之地，海滨傍水……其病皆为痈疡，其治宜砭石。故砭石者，亦从东方来。"

王冰注云："砭石，谓以石为针也。《山海经》曰：高氏之山，有石如玉，可以为针。则砭石也。"

《山海经》的文字，是有关砭石出处的最早记载。

【参阅】

《汉书·艺文志》："用度箴石汤火所施，调百药齐和之所宜。"

《南史·王僧孺传》:"侍郎金元起欲注《素问》,访以砭石。僧孺答曰:古人当以石为针,必不用铁。《说文》有此砭字,许慎云:以石刺病也。《东山经》:高氏之山多针石,郭璞云:可以为砭针。《春秋》:美疢不如恶石,服子慎注云:石,砭石也。季世无复佳石,故以铁代之尔。"(按:金元起,当为全元起。)

《素问·宝命全形论》:"故针有悬布天下者五,黔首共余食,莫知之也。一曰治神,二曰知养身,三曰知毒药为真,四曰制砭石小大,五曰知府藏血气之诊。"新校正云:"按全元起云:砭石者,是古外治之法,有三名,一针石,二砭石,三镵石,其实一也。古来未能铸铁,故用石为针,故名之针石。言工必砥砺锋利,制其小大之形,与病相当。黄帝造九针以代镵石。上古之治者,各随方所宜,东方之人多痈肿聚结,故砭石生于东方。"

【原文】

太山,上多金、玉、桢木。

(《山海经·东山经》)

【解读】

女贞,为木犀科植物。《山海经》称桢木。

苏颂:"女贞处处有之。《山海经》云泰山多桢木是也。"

《神农本草经》用其果实女贞子,称其"主补中,安五脏,养精神,除百病,久服肥健"。

《本草纲目》称"强阴,健腰膝,明目"。

《本草经疏》云:"当杂保脾胃药及椒红温暖之类同施,不则恐有腹痛作泄之患。"

【参阅】

《本草纲目·木部》:"时珍曰:此木凌冬青翠,有贞守之操,故以贞女状之。《琴操》载鲁有处女,见女贞木而作歌者,即此也。"

【原文】

女床之山……其阴多石涅。

（《山海经·西山经》）

【解读】

石涅，《山海经》郭璞注称涅石。《神农本草经》名矾石、羽涅。《雷公炮炙论》称白矾。

《本草纲目·石部》："时珍曰……《山海经》云'女床之山，其阴多涅石'。郭璞注云：矾石也，楚人名涅石，秦人名羽涅。

《山海经》所说的"石涅"是有关白矾的最早记载。

【参阅】

《本草纲目·石部》："矾石之用有四：吐利风热之痰涎，取其酸苦涌泄也；治诸血痛、脱肛、阴挺、疮疡，取其酸涩而收也；治痰饮、泄痢、崩带、风眼，取其收而燥湿也；治喉痹、痈疽、中蛊、蛇虫伤蜇，取其解毒也。"

【原文】

招摇之山，临于西海之上，多桂。

（《山海经·南山经》）

【解读】

招摇之山，为古地名，在桂阳。其地多桂，与《吕氏春秋·本味》"味之美者……招摇之桂"的记载相符。古人早已用桂于调味和疗病，于此可见。

【原文】

稼穑作甘。

（《尚书·周书·洪范》）

【解读】

播种曰稼，收获曰穑。"稼穑作甘"，谓谷物产生甜味。

《素问·阴阳应象大论》曰："中央生湿，湿生土，土生甘，甘生脾，脾生肉。"说明味甘之物皆为湿土所生，而有补脾、生肉的作用。

由于"甘生脾"，所以脾虚病人宜用甘味补之，如《素问·藏气法时论》所说："脾欲缓，急食甘以缓之……甘补之。"然而，若甘肥太过，也可导致疾病。《素问·奇病论》曰："有病口甘者……名曰脾瘅。夫五味入口，藏于胃，脾为之行其精气，津液在脾，故令人口甘也。此肥美之所发也，此人必数食甘美而多肥也。肥者令人内热，甘者令人中满，故其气上溢，转为消渴。"

同书《通评虚实论》还说："凡治消瘅、仆击、偏枯、痿厥、气满发逆，甘肥贵人，则高粱之疾也。"

消渴病人小便味甜。南北朝宋齐间医家陈延之《小品方》论述其理，认为：《洪范》曰"稼穑作甘"，故"人食之后，滋味皆甜，流在膀胱。若腰肾气盛，则上蒸精气，气则下入骨髓，其次以为脂膏，其次为血肉也。其余别为小便，故小便色黄，血之余也。"又说："腰肾既虚冷，则不能蒸于上，谷气则尽下为小便者也，故甘味不变，其色清冷，则肌肤枯槁也……消渴疾者，下泄为小便，此皆精气不实于内，则便羸瘦也。"

陈延之的论析，颇为有识之士所重视，如唐王焘《外台秘要》所载祠部李郎中论消渴的内容，以及宋许叔微《普济本事方》转载的祠部李郎中之说，实皆出于《小品方》据《尚书·洪范》"稼穑作甘"所做的议论。

【参阅】

《素问·阴阳应象大论》王冰注曰："凡物之味甘者，皆土气之所生也。《尚书·洪范》曰：'稼穑作甘。'……凡味之甘者，皆先生长于脾。"

许叔微《普济本事方·诸嗽虚汗消渴》："唐祠部李郎中论：消渴者，肾虚所致，每发则小便甜……《洪范》言'稼穑作甘'。"

【原文】

若药弗瞑眩[1]，厥疾弗瘳[2]。

（《尚书·商书·说命上》）

【注释】

[1] 瞑眩：《周礼·天官·医师》："聚毒药以共医事。"注云："毒药，药之辛苦者。药之物恒多毒……若药不瞑眩，厥疾不瘳。"《方言》曰："凡饮药、傅药而毒……东齐海岱之间谓之瞑，或谓之眩。自关而西谓之毒。"

[2] 瘳：病愈。

【解读】

商王武丁的大臣傅说（yuè），相传原是傅岩（在今山西平陆东）地方从事版筑的奴隶，后被武丁任为大臣，治理国政。武丁得傅说之后，作《说命》三篇。其中说到愿"朝夕纳谏……若药弗瞑眩，厥疾弗瘳"。

后来《孟子·滕文公上》直接引用其说，赵岐注："瞑眩，药攻人疾，先使瞑眩愦乱，乃是瘳愈。"

药物引起的瞑眩，是其副反应，而《说命》所说"药弗瞑眩，厥疾弗瘳"，则是与良药苦口、忠言逆耳同一意思。

【原文】

若作酒醴[1]，尔惟曲糵。

（《尚书·商书·说命下》）

【注释】

[1] 醴：甜酒。

【解读】

曲，即酒曲，又称酒母。李时珍《本草纲目》说："曲以米麦包罨而成……酒非曲不生，故曰酒母。《书》云'若作酒醴，尔惟曲糵'是也。"

糵，指加工发芽的谷类种子。如谷芽、麦芽等。《别录》称谷芽为

"蘖米"。《本草纲目》论"粟芽"指出:"《别录》止云蘖米,不云粟作也。苏恭言凡谷皆可生者,是矣。有粟、黍、谷、麦、豆诸蘖,皆水浸胀,候生芽,曝干去须,取其中米。"

由于造酒技术的启发,后来医药家制造"神曲",专供药用。如李时珍论"神曲"所说:"昔人用曲,多是造酒之曲,后医乃造神曲,专以供药,力更胜之……贾思勰《齐民要术》虽有造神曲古法,繁琐不便,近时造法更简易也。"

【原文】

彼采艾兮! 一日不见,如三岁兮!

《诗经·王风·采葛》)

【解读】

菊科植物艾,最早记载于《诗经》"彼采艾兮"。《尔雅》别名"冰台",郭璞注称艾蒿。因医用于灸法,故《别录》又名"医草",《埤雅》名"灸草"。

《灵枢·通天》:"古之善用针艾者,视人五态乃治之,盛者泻之,虚者补之。"

艾的功用颇多。《别录》:"主灸百病。可作煎,止下痢,吐血,下部蜃疮,妇人漏血。利阴气,生肌肉,辟风寒,使人有子。"《本草纲目》主于"温中,逐冷,除湿"。

古人还多用艾辟除秽毒之气。《荆楚岁时记》:"五月五日……采艾以为人,悬门户上,以禳毒气。"旧风俗端午节用艾制成虎状以戴佩,称为艾虎,以辟邪除秽,或熏艾叶消毒空气,其俗至今犹存。

【原文】

采采[1]茉苢[2],薄言[3]采之。采采茉苢,薄言有之。

(《诗经·周南·茉苢》)

【注释】

[1] 采采：茂盛众多貌。

[2] 芣苢：车前草。

[3] 薄言：发语词。刘淇《助字辨略》："薄，辞也；言，亦辞也。薄言，重言之也。《诗》凡云'薄言'，皆是发语之辞。"

【解读】

芣苢，即车前草，大叶长穗，好生道旁。子名车前子。

诗咏妇女相与采芣苢为乐，或以为车前子治难产。

【参阅】

《中药大辞典》车前"功用主治：利水，清热，明目祛痰。治小便不通，淋浊带下，尿血，黄疸，水肿，热痢，泄泻，鼻衄，目赤肿痛，喉痹乳蛾，咳嗽，皮肤溃疡。"

【原文】

陟彼阿丘[1]，言采其虻[2]。女子善怀[3]，亦各有行。

（《诗经·鄘风·载驰》）

【注释】

[1] 阿丘：高地。

[2] 虻：贝母。

[3] 善怀：多忧思。

【解读】

《诗经》咏女子登高，以舒展忧思之情，同时采贝母以疗情怀之郁结。

"虻"，《管子》称"黄虻"，《尔雅》称"茵"，陆机《疏》云："贝母也。"

古时"贝母"为通称。宋《本草图经》载有"越州贝母"并有图，明清以后始分川贝母、象贝母、土贝母等。

大抵川贝母润肺散结、止嗽化痰，治虚劳咳嗽，吐痰咯血，心胸郁结，肺痿肺痈等症。浙贝母清热化痰、散结解毒，治风热咳嗽，肺痈，喉痹，瘰疬，疮疡，肿毒之患。

《本草纲目·草部》："时珍曰：《诗》云'言采其蝱'，即此。一作'虻'，谓根状如虻也。""贝母能散心胸郁结之气，故《诗》云'言采其蝱'是也。作诗者本以不得志而言，今用治心中气不快、多愁郁者殊有功，信矣。"

【参阅】

《集效方》："治忧郁不伸，胸膈不宽，贝母去心，姜汁炒研。姜汁面糊丸，每次七十丸。"

【原文】

终朝采蓝，不盈一襜[1]。

（《诗经·小雅·采绿》）

【注释】

[1]襜：系在身前的围裙。

【解读】

蓝，即中药大青。早在《诗经》中，已有"采蓝"诗句。古时采蓝，主要用于染色，也作为药用。《神农本草经》记载用"蓝实"以"主解诸毒……螫毒"。

陶弘景《别录》说："蓝，其茎叶可以染青。"

张璐《本经逢原》："《本经》取用蓝实，乃大青之子，是即所谓蓼蓝也。性禀至阴，其味苦寒，故能入肝……专于清解温热诸邪也，阳毒发斑、咽痛必用之药。而茎叶性味不异，主治皆同。"

【原文】

东门之墠[1]，茹藘在坂[2]。

（《诗经·郑风·东门之墠》）

缟衣茹藘，聊可与娱。

(《诗经·郑风·出其东门》)

【注释】

[1]墠（shàn）：经过整治的郊外平地，古时常作为祭祀或会盟之处。《礼记·祭法》："王立七庙，一坛，一墠。"郑玄注："封土曰坛，除地曰墠。"

[2]坂：阪，山坡。

【解读】

《诗经》之"茹藘"，即《神农本草经》茜草、茜根。

《素问·腹中论》："帝曰：'有病胸胁支满者，妨于食，病至则先闻腥臊臭，出清液，先唾血，四支清，目眩，时时前后血，病名为何？何以得之？'岐伯曰：'病名血枯。此得之年少时，有所大脱血，若醉入房中，气竭肝伤，故月事衰少不来也。'帝曰：'治之奈何？复以何术？'岐伯曰：'以四乌鲗骨一藘茹二物并合之，丸以雀卵，大如小豆，以五丸为后饭，饮以鲍鱼汁，利肠中及伤肝也。'"

《腹中论》所说的"藘茹"，即《诗经》茹藘。《本草崇原》云："藘茹，当作茹藘，即茜草也。"

按茜草根行血止血，通经活络，治吐血，衄血，尿血，便血，血崩，经闭，风湿痹痛，跌打瘀滞，血瘀黄疸等。

李时珍《本草纲目》云："茜根……气温行滞，味酸入肝而咸走血……专于行血活血。俗方用治女子经水不通，以一两煎酒服之，一日即通，甚效。"

又茜草，又名染绯草。古时用以染纺织物，为茜红色，故《诗经》有"缟衣茹藘"句。但是否已作为药用，则难臆断。

【原文】

焉得谖草[1]，言树之背[2]。

(《诗经·卫风·伯兮》)

【注释】

［1］谖草：即萱草。谖，又书作"蕿"，同"萱"。

［2］背：北堂。古代士大夫家主妇所居之处。《仪礼·士昏礼》："妇洗在北堂。"后以北堂指母亲的居室，亦以指母亲。

【解读】

《诗经》之谖草，即萱草。崔豹《古今注》名"忘忧草"，《本草纲目》又名"疗愁""宜男"，俗称黄花菜。

诗意谓安得忘忧之草植于北堂。

李时珍说："萱，本作谖。谖，忘也。《诗》云：'焉得蕿草，言树之背。'谓忧思不能自遣，故欲树此草，玩味以忘忧也。"

【参阅】

《本草图经》："萱草……处处田野有之……五月采花，八月采根用。今人多采其嫩苗及花跗作菹，云利胸膈甚佳。"

《本草求真》："萱草……味甘而气微凉。能去湿利水，除热通淋，止渴消烦，开胸宽膈。令人心平气和，无有忧郁……但气味清淡，服之功未即臻，不似气猛烈药，一入口而即见其有效也。"

【原文】

疡医[1]，掌肿疡、溃疡、金疡、折疡之祝药[2]劀杀[3]之齐[4]。凡疗疡，以五毒[5]攻之，以五气养之[6]，以五药[7]疗之，以五味[8]节之。

凡药，以酸养骨，以辛养筋，以咸养脉，以苦养气，以甘养肉，以滑养窍。凡有疡者，受其药焉。

（《周礼·天官冢宰》）

【注释】

［1］疡医：周代医官名，设有"下士八人"。亦为我国古代医学分科之一。相当于后世的外科、伤科医生。

〔2〕祝药：祝，通"注"。敷涂。祝药，谓注药于疮。

〔3〕劀杀：劀（guā），通"刮"。郑玄注："刮，刮去脓血；杀，谓以药食其恶肉。"

〔4〕齐：通"剂"。

〔5〕五毒：治病的五种具有毒性的药物。即《周礼·天官冢宰》所说的医师"聚毒药"。郑玄注谓"五毒"即"五药之有毒者"，如石胆、丹砂、雄黄、礜石、磁石，为古时五毒药方之一。

〔6〕五气养之：五气，指五种气味的食疗药物。即下文所说的"以酸养骨，以辛养筋，咸养脉，以苦养气，以甘养肉"。

〔7〕五药：泛指五类药物。

〔8〕五味：指酸、苦、甘、辛、咸五种调味品。郑玄注："五味，醯、酒、饴蜜、姜、盐之属。"

【解读】

周代疡医治疡，用五毒、五气、五药、五味，可见当时的医学理论已用五行学说为指导。

至于"酸养骨，辛养筋，咸养脉，苦养气，甘养肉"之说，与《素问·宣明五气》所说的"酸入肝，辛入肺，苦入心，咸入肾，甘入脾"有所不同，反映了古代医家的不同学说，以及医学理论的日渐发展和统一。

"甘养肉"，其说同于《素问》所说的"甘生脾，脾生肉"。另《周礼》所说的"以滑养窍"，对后世方药的运用影响深远。中医有"七方十剂"：大、小、缓、急、奇、偶、复，为七方；宣、通、补、泻、轻、重、滑、涩、燥、湿，为十剂。滑剂为其中之一。张子和认为，大便燥结，小便淋涩，宜以滑剂润养其燥。

【参阅】

元刘因《静修先生文集》："《周礼·疡医》'凡疗疡，以五毒攻之，以五气养之，以五药疗之，以五味节之'。五毒疑即医师所聚毒药。凡五药之有毒者，非谓一方五药而可以尽攻诸疡也。攻与疗，所以去其疾也；养与节，所以扶其本也。盖攻则必养之，疗则必节之。攻视疗加急，养视节加密，理势然也。"

张子和《儒门事亲·七方十剂绳墨订》："所谓滑剂者，《周礼》曰：滑以养窍。大便燥结，小便淋涩，皆宜滑剂。燥结者，其麻仁、郁李之类乎！淋涩者，其葵子、滑石之类乎！前后不通者，前后两阴俱闭也，此名曰三焦约也。约，犹束也。先以滑剂润养其燥，然后攻之，则无失矣。"

【原文】

酒正，掌酒之政令，以式法授酒材……辨四饮之物，一曰清，二曰医[1]，三曰浆，四曰酏[2]。掌共厚薄之齐[3]，以共[4]王之四饮……

（《周礼·天官冢宰》）

【注释】

[1] 医：饮料名。

[2] 酏（yí）：酿酒用的薄粥。

[3] 齐：剂。

[4] 共：供。

【解读】

醫，古字亦作"毉"，有医巫同源之意。然而据《周礼》，"醫"又是一种饮料名称。清、醫、浆、酏，从薄至厚，合称"四饮"。或"醫"亦有治病作用，故《周礼》医师之医写作"醫"，而不作"毉"，并示医、巫之分家。

【原文】

周人尚臭[1]。灌[2]用鬯[3]臭，郁[4]合鬯，臭阴达于渊泉。

（《礼记·郊特牲》）

【注释】

[1] 臭：气味。在此指芳香的气味。

[2] 灌：斟酒浇地降神，古代地祭礼的一种仪式，即"灌用鬯臭"。又作饮酒。《礼记·投壶》："当饮者皆跪，奉觞，曰赐灌。"

[3] 鬯：古时祭神用的一种酒，以郁金草酿黑黍制成。《诗·大雅·江汉》："秬鬯一卣。"

[4] 郁：郁金。芳草，古人采以制为鬯。一曰：郁鬯百草之华，远方所贡方物，合而酿之以降神。

【解读】

周人崇尚芳香，用郁金酿酒敬神，以为芳香的气味可达到九泉，以寄幽思。后人则酿为酒饮，唐李白诗所谓"兰陵美酒郁金香"。

朱震亨曰："郁金无香，而性轻扬，能致达酒气于高远，古人用治郁遏不能升者，恐命名因此也。"（见《本草纲目·草部》）

【参阅】

晋左九嫔《郁金颂》："伊此奇草，名曰郁金。越自殊域，厥珍来寻。芳香酷烈，悦目欣心。明德惟馨，淑人是钦。窈窕妃媛，服之缡衿。永垂名实，旷世弗沉。"

《本草纲目·草部》："时珍曰：酒和郁鬯，昔人言是大秦国所产郁金花香。惟郑樵《通志》言即是此郁金。其大秦三代时未通中国，安得有此草？罗愿《尔雅翼》亦云是此根，和酒令黄如金，故谓之黄流。其说并通。""郁金有二，郁金香是用花……此是用根者。"

【原文】

仲夏之月[1]……半夏生，木堇[2]荣。

（《礼记·月令》）

【注释】

[1] 仲夏之月：农历五月。指月在夏季中间，故称仲夏。

[2] 木堇：即《尔雅》木槿。《诗经》称舜。

【解读】

草木生长有时。半夏生，木槿荣，为天时物候。《周礼·冬官考工记》云："天有时以生，有时以杀，草木有时以生，有时以死……此天时也。"春生夏长，秋杀冬藏，是指四时的大概规律。《素问·阴阳应象大论》指出："阴阳者，天地之道也，万物之纲纪，变化之父母，生杀之本始。"是说万物因阳气温而生，因阴气寒而死，故知生杀本始，是阴阳之所道。

半夏、木槿都是药材。《神农本草经》记载半夏"主伤寒寒热，心下坚，下气，喉咽肿痛，头眩胸胀，咳逆，肠鸣，止汗"，是《本草》关于半夏药用的最早记载。木槿，其根、茎皮及叶、花、果实（木槿子）皆供药用。

【参阅】

《侣山堂类辩·半夏》："《月令》五月半夏生，当夏之半也。其形圆，其色白，其味辛，阳明胃腑之药也。阳明秉秋金之燥气，半夏启一阴之气，上与戊土相合，戊癸合而化火，故阳明为燥热之腑，能化水谷之精微。"

《本草拾遗》：木槿皮"止肠风泻血，痢后热渴。作饮服之，令人得睡，并炒用"。

《本草纲目》：木槿"治赤白带下、肿痛、疥癣。洗目令明，润燥活血"。

【原文】

仲夏[1]之月……令民毋艾[2]蓝以染。

（《礼记·月令》）

【注释】

[1] 仲夏：农历五月。

[2] 艾：通"刈"（yì），割。

【解读】

蓝，为一年生草木，其全草即中药"大青"。蓝本野生于旷野浅水边，分布陕西、河北、辽宁、山东等地，由于古时用蓝叶以染青，故早已大量栽培。今北至东北，南至广东，均有种植。

蓝的花期在7月，果期8～9月。因而《月令》有"仲夏之月，令民毋艾蓝以染"的政令。《吕氏春秋·仲夏纪》与《淮南子·时则训》亦皆有"令（禁）民无刈蓝以染"的类似说法。

【参阅】

《艺文类聚·药香草部》东汉赵岐《蓝赋》："余就医偃师，道经陈留。此境人皆以种蓝染绀为业，蓝田弥望，黍稷不植。"

【原文】

仲夏[1]**之月……鹿角解。**

仲冬[2]**之月……麋角解。**

（《礼记·月令》）

【注释】

［1］仲夏：仲，居中的。仲夏，夏历五月，为夏季之中。

［2］仲冬：夏历十一月，为冬季之中。

【解读】

自《礼记·月令》有"仲夏之月……鹿角解""仲冬之月……麋角解"的记载后，《吕氏春秋》的《仲夏纪》《仲冬纪》也分别有此说法。《淮南子·天文训》亦说："日冬至……麋角解。"鹿角、麋角俱为医家要药，但往往混淆不分。

宋沈括《梦溪笔谈》曾详作辩论，说：《月令》冬至麋角解，夏至鹿角解，阴阳相反如此。今人用麋、鹿茸作一种，殆疏也……麋茸利补阳，鹿茸利补阴。"

《本草纲目·兽部·麋》："时珍曰：鹿之茸角补阳，右肾精气不足者宜之；麋之茸角补阴，左肾血液不足者宜之。此乃千古之微秘。前人方法虽具，而理未发出，故论者纷纭。"麋，鹿属也。牡者有角。鹿喜山而属阳，故夏至解角；麋喜泽而属阴，故冬至解角。"

按鹿角、麋角虽都有填精补血之功，《杨氏家藏方》治虚损有二至丸，二角并用，但二者自有一定区别，沈括、李时珍的论说，值得参考。

【参阅】

王楙《野客丛书》："人之服药，当深辨阴阳之性，与夫本末功用之宜……今士大夫多以麋、鹿茸为补精益血之剂，而一种用之，而不知二者之性元自有异。麋茸补阳，利于男子；鹿茸补阴，利于妇人。案《月令》仲夏日鹿角解，仲冬日麋角解。鹿以夏至陨角而应阴，麋以冬至陨角而应阳，故知二者阴阳之性不同也。"

【原文】

季秋之月……鞠[1]有黄华[2]。

(《礼记·月令》)

【注释】

［1］鞠：通"菊"。

［2］华：通"花"。

【解读】

《山海经》："女几之山……其草多菊、芜。"

自《礼记·月令》有"菊有黄华"句后，后人遂称菊为"黄花"。"黄华"同"黄花"。魏钟会《菊花赋》云："黄华高悬，准天极也；纯黄不杂，后土色也。"

菊花是常用的药品，在九月采收。有黄、白二种，在历代本草中记载甚明，如：

《别录》："菊花……九月采花。"

《本草衍义》："菊花，近世有二十余种，惟单叶花小而黄，绿叶色深小而薄，应候而开者是也。《月令》所谓'菊有黄华'者也。"

《日用本草》："花大而香者为甘菊，花小而黄者为黄菊，花小而气恶者为野菊。"

《本草纲目·草部》："时珍曰……《菊谱》所载甘菊，邓州黄、邓州白者是矣。甘菊始生于山野，今则人皆栽植之……白菊花稍大，味不甚甘，亦秋月采之。"

【参阅】

《本草纲目·草部》："张华《博物志》言，菊有两种，苗花如一，惟味小异，苦者不中食。范致能《谱》序言，惟甘菊一种可食，仍入药饵，其余黄、白二花，皆味苦，虽不可饵，皆可入药。其治头风，则白者尤良。据此二说，则是菊类自有甘、苦二种，食品须用甘菊，入药则诸菊皆可，但不得用野菊名苦薏者耳。故景焕《牧竖闲谈》云：真菊延龄，野菊泄人。"

【原文】

以兰有国香，人服媚之如是。

（《左传·宣公三年》）

【解读】

兰，《诗经》称"蕑"，有"士与女，方秉蕑兮"句。又有大泽兰、都梁香名。《本草纲目》称省头草。

古时贵官士大夫多佩带兰。《礼记》记载诸侯挚薰，大夫挚兰；应劭《风俗通》载：尚书奏事，怀香握兰。故《左传》说"兰有国香"。后世于是又称兰为"国香"。

兰草芳香，古人不仅用于佩带，而且还作为药用。

《素问·奇病论》记载说："有病口甘者，病名为何？何以得之？岐伯曰：此五气之溢也，名曰脾瘅。夫五味入口，藏于胃，脾为之行其精气，津液在脾，故令人口甘也，此肥美之所发也。此人必数食甘美而多肥也。

肥者令人内热，甘者令人中满，故其气上溢，转为消渴。治之以兰，除陈气也。"

【参阅】

《素问·奇病论》王冰注："兰，谓兰草也。神农曰：兰草味辛热平，利水道，辟不祥，胸中痰澼也。除，谓去也；陈，谓久也。言兰除陈久甘肥不化之气者，以辛能发散故也。"

《本草纲目·草部》："时珍曰：……兰草与泽兰同类。故陆机言兰似泽兰，但广而长节。《离骚》言其绿叶紫茎素枝，可纫、可佩、可藉、可膏、可浴。"

【原文】

晋侯使医衍酖[1]卫侯。宁俞货[2]医，使薄其酖，不死。

（《左传·僖公三十年》）

成季使以君命命僖叔，待于针巫氏，使针季酖之。曰："饮此，则有后于鲁国；不然，死且无后。"饮之，归，及逵泉而卒，立叔孙氏。

（《左传·庄公三十二年》）

【注释】

[1] 酖：通"鸩"。鸩，传说中的一种毒鸟，喜食蛇，羽毛紫绿色，放在酒中，能毒杀人。后称以毒酒害人为"鸩"。

[2] 货：贿赂。

【解读】

《国语·鲁语上》："晋人执卫成公，归之于周，使医鸩之，不死。"即指医衍酖卫候此事。自古医者，如医衍、针季均被政治所利用，秦太医令李醯，则因嫉妒而害扁鹊，故司马迁、孙思邈因而著文哀叹。

【参阅】

《史记·扁鹊仓公列传》："扁鹊名闻天下……秦太医令李醯自知伎不如扁鹊也，使人刺杀之。至今天下言脉者，由扁鹊也。"

《备急千金要方·治病略例》："古来医人皆相嫉害。扁鹊为秦太医令李醯所害，即其事也。一医处方，不得使别医和合，脱或私加毒药，令人增疾，渐以致困。如此者非一，特须慎之，宁可不服其药，以任天真，不得使愚医相嫉，贼人性命，甚可哀伤。"

【原文】

臧文仲曰："国无小，不可易也。无备，虽众不可恃也。《诗》曰：'战战兢兢，如临深渊，如履薄冰。'……先王之明德[1]，犹无不难也，无不惧也，况我小国乎！君其无谓邾[2]小，蜂虿[3]有毒，而况国乎？"

（《左传·僖公二十二年》）

【注释】

[1] 明德：完美的德性。

[2] 邾：古国名，后为楚宣王灭。

[3] 虿：蝎子。

【解读】

虽是小国，不可轻视；虽然人多，不可无备。蜂虿尚且有毒，而况是一个国家。臧文仲的话，提醒必须如《诗》所说的"战战兢兢，如临深渊，如履薄冰"。

至于"蜂虿之毒"，指蜂毒和蝎毒。医者利用以治病，即所谓"以毒攻毒"。蜂毒以大胡蜂毒性最强，蜜蜂次之。蜂毒引起的毒性反应，局部引起疼痛、起泡、灼热、浮肿；全身反应取决于蜂的种类、蜂的数量及机体的敏感性。蜂毒能伤害血管内皮，并引起内腔出血，血管舒张，产生血压下降，其对神经系统的毒害，可使动物发生痉挛，最后麻痹、呼吸停止而死亡。据记载，被 200～300 只蜜蜂螫后出现毒性症状，500 只蜂螫可致死。但敏感者只要一只蜂螫即可引起全身反应。

医者利用蜜蜂毒治疗支气管炎喘息、甲状腺肿、风湿等疾患。

虿，即蝎子。含蝎毒，是一种类似蛇毒神经毒的蛋白质，其对动物主要毒性作用为使呼吸肌麻痹。

中医认为蝎子有祛风、止痉、通络、解毒的作用，可治惊风抽搐、癫痫、中风半身不遂、口眼㖞斜、偏头痛、风湿痹痛、破伤风、瘰疬等病证。《本草纲目·虫部》："古语云：'蜂虿垂芒，其毒在尾。'今人药有全用者，谓之全蝎；有用尾者，谓之蝎梢，其力尤紧。"

【参阅】

《本草纲目·虫部》："时珍曰：露蜂房，阳明药也。外科、齿科及他病用之者，亦皆取其以毒攻毒，兼杀虫之功耳。"

【原文】

康子[1]馈药，拜而受之。曰："丘[2]未达[3]，不敢尝。"

（《论语·乡党》）

【注释】

[1]康子：即季康子，春秋时鲁国的正卿。

[2]丘：孔子自称其名。

[3]达：通晓。此处指了解药性。

【解读】

孔子不晓康子所馈赠药物的药性，恐反为害，故曰："丘未达，不敢尝。"既表示谨慎，又反映其言辞之直率。

【原文】

子墨子南游于楚，见楚献惠王，献惠王以老辞，使穆贺见子墨子。子墨子说穆贺，穆贺大说[1]，谓子墨子曰："子之言则成[2]善矣！而君王天下之大王也，毋乃曰'贱人之所为'而不用乎？"子墨子曰："唯其可行。譬若药然，草之本，天子食之以顺其疾，岂曰'一草之本'而不食哉？今农夫入其税于大人，大人为酒醴粢盛[3]，以祭上帝鬼神，岂曰'贱人之所为'而不享哉？故虽贱人也，上比之农，下比之药，曾不若一草之本乎？且主君亦尝闻汤之说乎？昔者汤将往见伊尹，令彭氏之子御，彭氏之子半道而问曰：'君将何之？'汤曰：'将往见伊尹。'彭氏之子曰：'伊尹，天下之贱人也。若君欲见之，亦令召问焉，彼受赐矣。'汤曰：'非女[4]所知也。今有药此，食之则耳加聪，目加明，则吾必说[5]而强食之。今夫伊尹之于我国也，譬之良医善药也。而子不欲我见伊尹，是子不欲吾善也。'因下彭氏之子，不使御。彼苟然，然后可也。"

（《墨子·贵义》）

【注释】

[1]说：通"悦"。

[2]成：通"诚"。

[3]粢盛（zī chéng）：盛在祭器内的谷物。

[4]女：通"汝"。

[5]说：通"悦"。

【解读】

墨子游说楚王，楚王托辞年老，而派穆贺接见。穆贺赞赏墨子，并怪楚王轻视不用。墨子说：草药可以治病，农夫种粮可供祭祀，自己虽是楚王心中的"贱人"，难道连草药、农夫都不如吗？同时又举商汤亲往见伊尹的故事，说伊尹虽在马车夫眼中是"贱人"，但在汤王心中是国家的"良医善药"。

在先秦故事中，凡说到伊尹，往往与医药相联系。这不只是因为他出身庖人，精于调剂，发明汤液，而且是一代名相，治国有方的缘故。

【原文】

子墨子言曰：虽四五国则得利焉，犹谓之非行道也。譬若医之药人之有病者然，今有医于此，和合其祝药[1]之于天下之有病者而药之，万人食此。若医四五人得利焉，犹谓之非行药也。

（《墨子·非攻中》）

【注释】

[1] 祝药：祝，通"注"，敷涂。《周礼·天官·疡医》："疡医掌肿疡、溃疡、金疡、折疡之祝药。"

【解读】

墨子提倡"兼爱"，他将政治家的"行道"，比之于医生的"行药"，认为得益者不当限于少数人，而应普及天下。可见无论从政、从医，都必须有博大的胸怀，方能造福于人民。所以古人有"不为良相，便为良医"的抱负。

古医书书名有《普济方》《博济方》《博爱心鉴》《广爱书》等，其所称"普济""博济""广爱"，实是行药于天下有病者的意思。

【参阅】

《尹文子·大道》："为善，使人不能得从，此独善也；为巧，使人不能得从，此独巧也。未尽善巧之理……故所贵圣人之治，不贵其独治，贵其能与众共治也。"

【原文】

夫良药苦于口，而智者劝而饮之，知其入而已己疾也。忠言拂于耳，而明主听之，知其可以致功也。

夫药酒、用言，明君圣主之以独知也。

（《韩非子·外储说左上》）

【解读】

良药苦口，忠言逆耳。良药犹能饮之，而忠言最难采纳。所以，韩非子说只有圣明的君主"独知"之。

【原文】

济阳君有少庶子[1]者，不见知[2]，欲入爱于君者。齐[3]使老儒掘药于马梨之山，济阳少庶子欲以为功，入见于君曰："齐使老儒掘药于马梨之山，名掘药也，实间君之国。君杀之，是将以济阳君抵罪于齐矣。臣请刺之。"君曰："可。"于是明日得之城阴而刺之。济阳君还益亲之。

（《韩非子·内储说下·六微》）

【注释】

［1］庶子：旧称妾所生之子。

［2］知：相亲、相契。

［3］齐：古国名，周分封的诸侯国。春秋初齐桓公时成为霸主，战国时七雄之一，后为秦所灭。今山东泰山以北黄河流域及胶东半岛地区，为战国时齐地。

【解读】

济阳君少庶子不见爱于其父，利用齐国老儒掘药之事，诬称其为间谍，并刺杀其人，从而得宠。

由《韩非子》可知，在春秋战国时代，济阳（在今山东省）马梨山是产药之地，故有"齐使老儒掘药于马梨之山"的记载。

【原文】

凡说者，兑[1]之也，非说[2]之也。今世之说者，多弗能兑，而反说之。夫弗能兑而反说，是拯溺而硾[3]之以石也，是救病而饮之以堇[4]也，使世益乱。

（《吕氏春秋·劝学》）

【注释】

［1］兑：通达。下同。

［2］说：通"悦"。

［3］硾：系重物以使下沉。

［4］堇：中药草乌头，有毒。

【解读】

《吕氏春秋·劝学》批评讲学者多不能使人通达，而反取悦于人。认为这好比治病而妄投毒药，反添祸乱。

中药草乌头，《神农本草经》又称乌喙、奚毒，《庄子》及《吕氏春秋》称堇。为毛茛科植物野生乌头的块根。辛热，有毒。《本草纲目》说："草乌头、射罔，乃至毒之药……自非风顽急疾，不可轻投。"近人张寿颐说："惟果是寒湿寒痰，涸阴沍寒，坚凝结聚之症，始可用为佐使，引到病所，以开坚积耳。"

【参阅】

《中药大辞典》："草乌头亦含乌头碱，用之不当，极易引起中毒。其表现与川乌基本相同，如舌、四肢或全身发麻，恶心呕吐，烦躁不安，甚或昏迷，皮肤苍白，心慌气短，心率缓慢，心率紊乱……由于中毒过重或抢救不及时，终因心脏麻痹而死亡。临床应用多宜谨慎。"

【原文】

和之美者，阳朴[1]之姜，招摇[2]之桂，越骆[3]之菌。

（《吕氏春秋·本味》）

【注释】

[1] 阳朴：古地名，在蜀郡。

[2] 招摇：古地名，在桂阳。《山海经·南山经》："招摇之山，临于西海之上，多桂。"

[3] 越骆：古时南方国名。又作"骆越"。骆，越的别名。

【解读】

《礼记·檀弓上》云："曾子曰：丧有疾，食肉饮酒，必有草木之滋焉，以为姜、桂之谓也。"可见在周代烹调食品，每以姜、桂同用。

《吕氏春秋》论调味，称"阳朴之姜，招摇之桂"，同样以姜、桂并举。"招摇之桂"的说法又见《山海经》，《南山经》云："招摇之山，临于西海之上，多桂。"

越骆之菌，《说文》曰："菌，地蕈也。"《尔雅》又称其为"地鸡"。

可见当时人以菌作为调味品用，以增其鲜味。

《礼记》郑玄注认为用姜、桂"增以香味"，但从医学角度视之，则姜、桂还有去腥膻、解毒及温中和胃的作用。

【原文】

汤得伊尹……说汤以至味[1]……对曰："……夫三群之虫[2]，水居者腥，肉玃者臊，草食者膻[3]，臭恶犹美[4]，皆有所以。凡味之本，水最为始。五味三材[5]，九沸九变[6]，火为之纪。时疾时徐，灭腥、去臊、除膻，必以其胜[7]，无失其理。"

（《吕氏春秋·本味》）

【注释】

[1]至味：至美之味。

[2]三群之虫：指水居、肉食、草食的三类动物。

[3]水居者腥，肉玃者臊，草食者膻：水居者，指鱼鳖之类，其气腥；肉玃者，鹰虎之属，其气臊；草食者，牛羊之类，其气膻。

[4]臭恶犹美：意为腥、臊、膻气虽然臭恶，但经过烹调后可成美味。

[5]五味三材：五味，酸、苦、甘、辛、咸。三材，水、木、火。

[6]九沸九变：意为经过九沸而味九变。说明掌握火候的重要性。古人言数，以"九"为极。《灵枢·九针十二原》："令有纲纪，始于一，终于九焉。"

[7]必以其胜：谓通过水浸、木燃、火炽，加以五味，除腥去臭。

【解读】

伊尹向汤讲述了水居、肉食、草食三类动物的除腥去膻之法。经烹调后，可使臭恶变为美味，其关键在于"必以其胜，无失其理"。

推而广之，"必以其胜，无失其理"，实具有更为广泛的意义。

自古传说尊伊尹为汤液之祖，正因为他善于调剂烹制的缘故。中药汤剂的调制，与伊尹所说的"凡味之本，水最为始。五味三材，九沸九变，火为之纪……必以其胜，无失其理"的论述是完全相符的。古方制熟地、首乌等药，多用九蒸九晒，实也继承了"九沸九变"之说。

【参阅】

陶弘景《辅行诀脏腑用药法要》："商有圣相伊尹，撰《汤液经法》三卷，为方亦三百六十首。上品上药，为服食补益方者，百二十首；中品中药，为疗疾祛邪之方，亦百二十首；下品毒药，为杀虫、辟邪、痈疽等方，亦百二十首。凡共三百六十首也。实万代医家之规范，苍生护命之大宝也。"

【原文】

调和之事，必以甘酸苦辛咸。先后多少，其齐[1]甚微，皆有自起。鼎中之变，精妙微纤，口弗能言，志不能喻。若射御[2]之微，阴阳之化，四时之数。故久而不弊，熟而不烂，甘而不哝[3]，酸而不酷，咸而不减[4]，辛而不烈，淡而不薄，肥而不脿[5]。

(《吕氏春秋·本味》)

【注释】

[1] 齐：通"剂"。

[2] 射御：射箭、御马之术。

[3] 哝：味道浓厚。一说，"哝"为"喂"字之讹。《吕氏春秋·审时》："得时之黍……食之不喂而香。"喂，餲。古音同部通假。《说文》："餲，厌也。"故"喂"亦厌的意思。

[4] 不减：谓咸味适度，不须减味。

[5] 脿：腴，过肥的意思。

【解读】

伊尹说汤以至味，以为五味调和，极其微妙，均在自已掌握，犹如射御的微妙和阴阳四时的变化，合乎自然。因而其所得之味无所偏颇，而合乎中和。

相传伊尹曾著《汤液经》，为医家汤液之祖。《汉书·艺文志》有《汤液经法》三十二卷（佚）。晋·皇甫谧谓"仲景论广伊尹《汤液》为数十卷，用之多验"（《甲乙经·序》），实即《伤寒卒病论》一书。元代王好古又著《伊尹汤液仲景广为大法》。

正如《本草经》冠以"神农"名，《内经》冠以"黄帝"名一样，《汤液经》为伊尹所撰，亦属托名。但伊尹精于烹调，创为汤液，论说调和之法实有所据，故其对于医学的贡献不可磨灭。

【参阅】

宋·孙奇等《伤寒论·序》："伊尹以元圣之才，撰用《神农本草》，以为《汤液》。汉张仲景论广《汤液》为十数卷。"

严器之曰："伊尹以元圣之才，撰成《汤液》，俾黎庶之疾疢咸遂蠲除，使万代之生灵普蒙拯济。后汉张仲景又广《汤液》为《伤寒卒病论》十数卷，然后医方大备。兹先圣后圣，若合符节。"

元王好古《伊尹汤液仲景广为大法》题辞："夫以医名世者，各人皆知之。惟伊尹《汤液》人莫知之也。何哉？以其仲景命世之才，独能广而行之丁当时，人惟知有仲景，而不知有伊尹也……予悯其如此，故纂此一书。先之以轩岐之七方十剂，次之以炎帝之四气七情，总之以仲景之经络标本，补之以和、扁之虚实部分，悉归之大《易》生化之源。"

钱曾《读书敏求记》："《伊尹汤液仲景广为大法》一卷。……伊尹《汤液》散见诸书，医家未睹其全，仲景独能广而行之。古赵王好古复纂成此书，又为仲景之功臣矣。"

【原文】

冬至后五旬七日，菖始生。菖者，百草之先生者也，于是始耕。

（《吕氏春秋·任地》）

【解读】

菖，指菖蒲，水草类。《本经》又名"昌阳"。

《本草纲目·草部》："时珍曰：菖蒲乃蒲类之昌盛者，故曰菖蒲。又《吕氏春秋》云：'冬至后五十七日，菖始生。菖者百草之先生者，于是始耕。'则菖蒲、昌阳又取此义矣。"

【原文】

菜之美者……云梦[1]之芹，具区[2]之菁。

（《吕氏春秋·本味》）

【注释】

[1] 云梦：楚泽名。

[2] 具区：泽名，在吴越之间。

【解读】

古人以芹、菁为美食，故《吕氏春秋》有此记载。《周礼》又有"苣菹"，即"芹菹"。古医家又将其用于食疗。

芹，《尔雅》又名"楚葵"，郭璞注称"芹菜"。按芹菜有旱芹、水芹。水芹在《神农本草经》又称"水靳"，并载其药性功用说："主女子赤沃，止血养精，保血脉，益气，令人肥健嗜食。"又据后世《本草》记载，水芹还有清热、利水等功用。《中国药植志》说："嫩茎捣汁服，可治高血压症。"可知它是一种良好的食疗品。

菁，即芜菁、蔓菁。又称"九英菘"。《备急千金要方·食治》《食疗本草》《饮膳正要》等记载不仅为菜，也供药用。有开胃下利，清风热肿毒等功。

【参阅】

《本草纲目·菜部·水靳》"时珍曰：……其性冷滑如葵，故《尔雅》谓之楚葵。《吕氏春秋》：菜之美者，有云梦之芹。云梦，楚地也。楚有蕲州、蕲县，俱音'淇'。罗愿《尔雅翼》云：'地多产芹，故字从芹，蕲亦音'芹'。……《诗》云'觱沸槛泉，言采其芹'，杜甫诗云'饭煮青泥坊底芹'，又云'香芹碧涧羹'。皆美芹之功。而《列子》言乡豪尝芹，蜇口惨腹，盖未得食芹之法耳。"

【原文】

若人之于滋味，无不说[1]甘脆，而甘脆未必受也。文王嗜昌蒲菹[2]，孔子闻而服之，缩頞[3]而食之，三年然后胜[4]之。

（《吕氏春秋·遇合》）

【注释】

[1]说：通"悦"。

[2]菹：酢菜，腌菜。

[3]頞：鼻梁。

[4]胜：胜任，禁得起。在此作习惯解。

【解读】

周文王嗜食菖蒲菹，孔子食之，三年后方习惯。《吕氏春秋》举以为例，说明人的习性嗜好各异，即使是他人所好，对自己也有一个适应习惯的过程。

这一故事告诉人们由于主客观情况有异，故凡事不可生搬硬套。

《神农本草经》载菖蒲，又名昌阳。《周礼》所称昌本，乃石菖蒲。按石菖蒲不能作"菹"。能作"菹"而"甘脆"者当是水菖蒲。

《本经》述其功能"主风寒湿痹，咳逆上气，开心孔，补五脏，通九窍，明耳目，出音声"。传说文王嗜菖蒲菹，或取其所谓"开心孔、补五脏、通九窍、明耳目"之功。

【参阅】

《重庆堂随笔》："石菖蒲，舒心气，畅心神，怡心情，益心志，妙药也。清解药用之，赖以祛痰秽之浊而卫宫城；滋养药用之，借以宣心思之结而通神明。"

【原文】

夫稼为之者人也，生之者地也，养之者天也……

是以得时之禾……其米多沃而食之强；如此者不风[1]……

得时之黍……而食之不嚘[2]而香；如此者不饴[3]……

得时之稻……食之香，如此者不益[4]……

得时之菽……食之息以香……

得时之麦……食之致香以息，使人肌泽且有力……

是故得时之稼兴，失时之稼约[5]……是故得时之稼，其臭香，其味甘，其气章[6]，百日食之，耳目聪明，心意睿智，四卫[7]变强，殃[8]气不入，身无苛殃。黄帝曰："四时之不正也，正五谷而已矣。

（《吕氏春秋·审时》）

【注释】

[1] 风：风疾。或训为虫蚀。

[2] 嚘："嚘"，"餲"字之借字。《说文》："餲，厌也。"

[3] 饴：与"餲""餀"同义。亦作"厌"解。

[4] 益：即"噎"。《方言》："噎，嗢也。"不益，谓食之不噎。

[5] 约：指茎轻、粟少、米少而言。

[6] 章：盛。

[7] 四卫：《周礼·春官·巾车》："以封四卫。"郑注："四卫，四方诸侯守卫者。"人的四肢保卫身体，故亦称"四卫"。

[8] 殃气：谓鬼祟恶气。

【解读】

《吕氏春秋·审时》强调禾、黍、菽、麦等庄稼的生长成熟贵在"得时"，所谓"得时之稼"。凡得时的米、黍、菽、麦，其实味香气甘，食之有益于心身健康，故相传黄帝提出"正五谷"。

古代医家制汤液醪醴以治人疾病，凡用五谷，也强调其"得时"，以保证药物的有效作用。《素问·汤液醪醴论》曰："黄帝问曰：为五谷汤液及醪醴奈何？岐伯对曰：必以稻米，炊之稻薪。稻米者完，稻薪者坚。帝曰：何以然？岐伯曰：此得天地之和，高下之宜，故能至完；伐取得时，故能至坚也。"

王冰云："秋气劲切，霜露凝结，稻以冬采，故云伐取得时而能至坚。"说明必须待完全成熟才得采收，才有功效。

不仅五谷须"伐取得时"，其他药物无不如是。如人参，在 9 ~ 10 月间采挖生长 6 年以上的园参；白芍，在夏、秋伐取 3 ~ 4 年以上的根；三七，在夏末初秋开花前选挖 3 ~ 7 年以上者，或冬季种子成熟后采收挖取根部；生姜在夏季采挖；板蓝根初冬采挖；艾叶在春夏花未开叶茂盛时采摘；金银花在 5、6 月间晴天露水初干时取花蕾。桑叶在 10 ~ 11 月经霜后采为佳；桑枝春末夏初采；桑葚 4 ~ 6 月红紫时采摘；桑白皮冬季挖取根皮。凡此等之，都取共"得时"。

【参阅】

孙思邈《备急千金要方·序例》："古之善为医者，皆自采药，审其体性所主，取其时节早晚，早则药势未成，晚则盛势已歇。今之为医，不自采药，且不委节气早晚，只共采取，用以为药。"

"又古之医者，自将采取，阴干曝干，皆悉如法。用药必依土地，所以治十得九，今之医者。但知诊脉处方，不委采药时节，至于出处土地、新陈虚实皆不悉，所以治十不得五六者，实由于此。"

【原文】

古者，民茹草饮水，采树木之实，食蠃蚌[1]之肉，时多疾病毒伤之害。于是神农乃始教民播种五谷，相土地宜，燥湿肥墝[2]高下，尝百草之滋味，水泉之甘苦，令民知所辟[3]就。当此之时，一日而遇七十毒。

（《淮南子·修务训》）

【注释】

［1］蠃蚳：蠃，通"螺"。蚳，《太平御览》引作"蚌"。

［2］墝：墝埆，土地贫瘠。

［3］辟：通"避"。

【解读】

神农氏，一说即炎帝，传为农业和医药的发明者。上古人以渔猎为生，神农氏以木制耒耜，教民耕作。又传尝百草而发现药物，教人治病。《神农本草经》为托名之作。

【参阅】

《易·系辞下》曰："神农氏作，斫木为耜，揉木为耒，耒耨之利，以教天下。"

《逸周书》曰："神农之时，天雨粟。神农遂耕而种之，作陶冶斤斧，为耒耜鉏耨，以垦草莽。然后五谷兴，以助果蓏之实。"

《补史记三皇本纪》："（神农氏）以赭鞭鞭草木，始尝百草，始有医药。"

《搜神记》："神农以赭鞭鞭百草，尽知其平毒寒温之性，臭味所主。"

宋刘恕《通鉴外纪》："民有疾病，未知药石。炎帝始味草木之滋，尝一日而遇七十毒，神而化之，遂作方书以疗民疾，而医道立矣。"

【原文】

夫梣木色青翳[1]，而蠃[2]瘉蜗睆，此皆治目之药也。人无故求此物者，必有蔽其明者。

（《淮南子·俶真训》）

【注释】

［1］翳：用羽毛做的华盖，引申为遮蔽。

［2］蠃：瘦弱。

【解读】

梣木，即中药秦皮的原植物苦枥白蜡树。《淮南子》高诱注称其为"苦枥木"，《淮南万毕术》称"岑皮"，《药性论》名"秦白皮"。

"赢瘢蜗睆"，以为"其木凋萎，伏倒于地，凹凸不平"，其义费解。"瘢蜗睆"，义亦难明。按：苦枥白蜡树为落叶乔木，树皮灰褐色，较平滑，老时浅裂。其干燥树皮秦皮，表面灰褐色或灰黑色，相杂不均，不平滑，有浅色斑点。

《本草纲目》称其"气寒，味苦，性涩"。能清热燥湿，明目。治目赤肿痛，迎风流泪，又治痢疾、白带等疾。

【原文】

物无贵贱。因其所贵而贵之，物无不贵也；因其所贱而贱之，物无不贱也。

（《淮南子·齐俗训》）

无小大修短，各得其所宜；规矩方圆，各有所施。天下之物，莫凶于鸡毒[1]，然而良医囊而藏之，有所用也。是故林莽之材，犹无可弃者，而况人乎！

（《淮南子·主术训》）

【注释】

[1] 鸡毒：中药乌头，又有乌喙、奚毒、茛、草乌等名称。辛热有毒，功能搜风胜湿，散寒止痛，开痰消肿。含有乌头碱，用之不当，易引起中毒。

【解读】

物之贵贱，不在于其名称，而在于其功用。凡物各有其功用，正象大小长短各有所宜，规矩方圆各有所施。乌头是最毒之物，而良医藏之，作为治病要药。山野之物且无可弃之材，而况是人吗？

韩愈以为良医牛溲马勃俱收并蓄，待用无遗，其意与《淮南子》

相同。

【参阅】

《千金翼方·药录纂要·药名》："有天竺大医耆婆云：天下物类，皆是灵药，万物之中，无一物而非药者，斯乃大医也。……所以述录药名品，欲令学徒知无物之非药耳。"

韩愈《进学解》："玉札丹砂、赤箭青芝、牛溲马勃、败鼓之皮，俱收并蓄，待用无遗者，医师之良也。"

【原文】

蝮蛇螫人，傅以和堇[1]则愈。物故有重而害反为利者。

（《淮南子·说林训》）

【注释】

[1] 和堇：高诱注："和堇，野葛，毒药。"按：《本经》钩吻，别名野葛。此后历代本草无"和堇"即野葛、钩吻治蛇螫的记载。但《本经》乌头，《本草拾遗》又名"堇"，《本草纲目》载乌头治蛇咬。煎汁名射罔，有大毒。《梅师方》："蛇蝎螫人，射罔傅之，频易，血出愈。"又按："和堇"，或有将堇捣和的意思。

【解读】

《说林训》以"和堇"治蝮蛇咬，说明有害之物用之得当，可能反而为利。即所谓"以毒攻毒"。

【参阅】

《本草纲目·草部·乌头》："（陈藏器）蛇咬，先取涂肉四畔，渐渐近疮，习习逐病至骨。疮有热脓及黄水，涂之；若无脓水，有生血及新伤破，即不可涂，立杀人。"

【原文】

伏苓掘，兔丝死。

兔丝无根而生……有然之者也。

（《淮南子·说林训》）

千年之松，下有茯苓，上有兔丝……圣人从外知内，以见知隐也。

（《淮南子·说山训》）

【解读】

茯苓（伏苓）、菟丝（兔丝），皆为药品。《神农本草经》有记载。

《别录》记载：菟丝子，"蔓延草木之上。色黄而细为赤网，色浅而大为菟累。九月采实，曝干"。药用其全草或子实。

陶弘景又以为：菟丝子"田野墟落中甚多，皆浮生蓝苎麻、蒿上。旧言'下有茯苓，上生菟丝'，今不必尔。"说明菟丝未必与茯苓生长在一起。

按菟丝为一年生寄生草本。为旋花科植物。其茎细柔呈线状，左旋缠绕，多分枝，黄色，随处生吸器，侵入寄生植物组织内。古人所见菟丝，与茯苓共同寄生于古松下。茯苓为菌科植物，寄生于赤松或马尾松等树根上，深入地下。故有"千年之松，下有茯苓，上有菟丝"之说。"茯苓掘，菟丝死"，可见菟丝也寄生于茯苓。但后世则少见这种情况，故陶弘景说"今不必尔"。现在所见菟丝，多生于田边、荒地及灌木丛间。寄生植物尤以豆科、菊科、蓼科为多。

"从外知内，以见知隐"，是古人所重视的一种认知方法。《灵枢经·刺节真邪》云："下有渐洳，上生苇蒲。"同书《师传》称"五藏之气，阅于面"；又《本藏》云："视其外应，以知其内藏，则知所病矣。"这种方法，《灵枢·外揣》称其为"司外揣内"，即"外揣"。中医的"藏象"学说与"色脉"诊的形成，实与"从外知内"的见知方法有重要的关系。

【原文】

物莫无所不用。天雄[1]、乌喙[2]，药之凶毒也，良医以活人。

（《淮南子·缪称训》）

【注释】

[1] 天雄：《本草纲目》李时珍曰："天雄乃种附子而生出，或变出，其形长而不生子，故曰天雄。"

[2] 乌喙：即乌头。《本草纲目》李时珍曰："初种为乌头，象乌之头也。附乌头而生者为附子，如子附母也。"又载陶弘景曰："乌头与附子同根……有脑头如乌鸟之头，故谓之乌头；有两歧共蒂，状如牛角，者，名乌喙。"

【解读】

《淮南子》以天雄、乌喙等剧毒之药尚有益于治病为比喻，说明若用之得当，虽凶毒之物，各有所宜，各有所用，故天下之物无可弃之材。

天雄、乌头，含有乌头碱，辛热有大毒，故曰"药之凶毒也"。然能治沉寒痼疾、风湿顽痹，助阳。李时珍曰："乌、附毒药，非危病不用，而补药中少加引导，其功甚捷。"

【参阅】

《千金翼方·药录纂要·药名》："有天竺大医者耆婆云：天下物类，皆是灵药。万物之中，无一物而非药者，斯乃大医也。"

【原文】

今夫地黄主属骨，而甘草主生肉之药也。以其属骨，责其生肉，以其生肉，论其属骨，是犹王孙绰[1]之欲倍偏枯之药，而欲以生殊死之人，亦可谓失论矣。

（《淮南子·览冥训》）

【注释】

[1] 王孙绰：周人。一说卫人王孙贾之后。

【解读】

《素问·阴阳应象大论》说："肾生骨髓。"又说："甘生脾，脾生肉。"

地黄，即《神农本草经》干地黄。《尔雅》名"芐"。其功用，《本经》："主折跌绝筋，伤中，逐血痹，填骨髓，长肌肉。作汤除寒热积聚，除痹。"既言"填骨髓"，又说"长肌肉"。而《淮南子·览冥训》却说"地黄主属骨""甘草主生肉"，将其功用区分局限，反映了汉初医者的用药习惯。虽与《本经》有不合之处，但与《素问》"甘生脾，脾生肉"相切。

后金元医家有药物"归经"之说，《淮南子》"地黄主属骨，而甘草主生肉之药也"，可视为归经说之滥觞。历来医者多以地黄为肾家要药，专主补肾益髓，而甘草主脾胃，虽有合于《素向》"肾生骨髓"和"甘生脾，脾生肉"之论，但忽略了其他。当然如张介宾等认为地黄也能补益脾胃。《本草正义》谓地黄："能补养中土，为滋养之上品"。但脾虚泄泻，胃虚食少，胸膈痰多者慎服。

【原文】

夫乱人者，芎劳之与藁本也，蛇床之与麋芜[1]也，此皆相似者。

(《淮南子·氾论训》)

蛇床似麋芜而不能芳。

(《淮南子·说林训》)

【注释】

[1] 麋芜：即"靡芜"。川芎的苗，其叶有香。

【解读】

芎劳与藁本、蛇床、蘼芜，皆药名。

《淮南子》谓其形状相似，难以区别，容易乱人心目。

李时珍《本草纲目·草部·蘼芜》指出："《别录》言，蘼芜一名江蓠，芎劳苗也……盖嫩苗未结根时则为蘼芜，既结根后乃为芎劳，大叶似芹者为江蓠，细叶似蛇床者为蘼芜。如此分别，自明白矣。《淮南子》云'乱人者，若芎劳之与藁本，蛇床之与蘼芜'，亦指细叶者言也……《管子》云：五沃之土生蘼芜。郭璞《赞》云：蘼芜香草，乱之蛇床，不损其真，自烈以芳。"

【参阅】

《本草纲目·草部·蛇床》："凡花实似蛇床者，当归、芎䓖、水芹、藁本、胡萝卜是也。"

【原文】

狸头愈鼠[1]，鸡头已瘘，虻散积血，斫木愈龋，此类之推者也。

（《淮南子·说山训》）

【注释】

[1] 鼠：鼠瘘。疾病名。

【解读】

"狸头愈鼠，鸡头已瘘，虻散积血，斫木愈龋"，是记载秦汉之际已有的治病方法。

狸，即猫科动物豹猫，为野猫中常见的一种。《别录》记载治"鼠瘘恶疮，头骨尤良"。《本经逢原》："狸之与猫，同类异种。以性温散，故其骨炙灰，善开阴邪郁结之气。鼠瘘寒热，为之专药。"

鸡头，《神农本草经》已以"丹雄鸡"入药，《本草纲目》谓能"辟瘟"。《本草再新》用以通络活血，治毒疮。以丹雄鸡头为佳。

虻，虻虫。有逐瘀、破积、通经之功，治癥瘕积聚、少腹蓄血、血滞经闭、扑损瘀血等。缪希雍《本草经疏》说："仲景抵当汤丸、大黄䗪虫丸中咸入之，以其散脏腑宿血结积有神效也。"

【参阅】

《灵枢·寒热》："黄帝问于岐伯曰：寒热瘰疬在于颈腋者，皆何气使生？岐伯曰：此皆鼠瘘寒热之毒气也，留于脉而不去者也。"

【原文】

大戟去水，亭历愈张，用之不节，乃反为病。

（《淮南子·缪称训》）

【解读】

李时珍《本草纲目》引作"大戟去水，葶苈愈胀，用之不节，乃反成病"。

对于大戟、葶苈（亭历）二药以及其去水愈胀的功用，《纲目》论述甚详。李时珍说："《尔雅》云：蕈，葶苈也。郭璞注云：实、叶皆似芥，一名狗荠。然则狗荠即是葶苈矣。盖葶苈有甜、苦二种。狗荠味微甘，即甜葶苈也。"今医者所用的葶苈多为甜葶苈，但古方中每用苦葶苈，如张仲景《伤寒卒病论》葶苈大枣汤，有泻肺之功，李时珍对此方的运用也有卓识，说："大抵甜者下泄之性缓，虽泄肺而不伤胃；苦者下泄之性急，既泄肺而易伤胃，故以大枣辅之。然肺中水气膹满急者，非此不能除。但水出则止，不可过剂尔。既不久服，何至杀人？《淮南子》云：大戟去水，葶苈愈胀，用之不节，乃反成病。亦在用之有节。"

《神农本草经》载大戟，《尔雅》称"荞"。功能泻水饮，利二便。治水肿、水臌，痰饮，瘰疬、痈疽肿毒。现代用于壮实体质之腹水、全身水肿、胸肋膜积水等。常与大枣同用。李时珍说："得枣即不损脾。"

【参阅】

《本经逢原》："大戟，性禀阴毒，峻利首推，苦寒下走肾阴，辛散上泻肺气，兼横行经脉，故《本经》专治蛊毒、十二水、腹满急痛等证，皆浊阴填塞所致，然惟暴胀为宜。"

【原文】

道家或以服食药物，轻身益气，延年度世[1]。此又虚也。

夫服食药物，轻身益气，颇有其验。若夫延年度世，世无其效。百药愈病，病愈而气复，气复而身轻矣。

凡人禀性，身本自轻，气本自长。中于风湿，百病伤之，故身重气劣也。服食良药，身气复故，非本气少身重，得药而乃气长身更轻也；禀受之时，本自有之矣。故夫服食药物除百病，令身轻气长，复其本性，安能延年至于度世？有血脉之类，无有不生；生无不死。以其生，故知其死也……死者，生之效；生者，死之验也。夫有始者必有终，有终者必有死。唯无终始者，乃长生不死……诸学仙术，为不死之方，其必不成，犹不能使冰终不释也。

（《论衡·道虚》）

【注释】

[1]度世：犹出世。谓脱离现世。

【解读】

王充赞同服食药物，轻身益气，但反对所谓"延年度世""长生不死"之说。这是对当时道家方士的批评，有醒世破惑的社会作用。

【原文】

天养物，能使物畅至秋，不得延之至春。吞药养性，能令人无病，不能寿之为仙。

（《论衡·道虚》）

【解读】

古时道家有服药成仙之说，这在汉、晋时代最为流行。葛洪《抱朴子·仙药》载：《神农四经》曰：上药令人身安命延，升为天神。"又《论仙》认为："若夫仙人，以药物养身，以术数延命，使内疾不生，外患不入，虽久视不死，而旧身不改。"故而连葛氏本人也热中于研炼"金丹大药"。

与其相反，王充《论衡》极力反对，指出服药可以养性，防治疾病，但绝不能不死成仙。两种不同观点的论说，反映了当时有关纠偏救弊的一段医学史实。

【原文】

投一寸之针，布一丸之艾于血脉之蹊[1]，笃病有瘳。

（《论衡·顺鼓》）

【注释】

[1] 蹊：蹊隧。支路为蹊。

【解读】

王充在此盛称针灸治病的效验。

《灵枢·九针十二原》记载，古时镵针长一寸六分，长针长七寸。所谓"一寸之针""一丸之艾"，只是形容之说。灸法用艾绒制成丸状以炙病，一丸或称"一壮"。

【原文】

夫治世不得真贤，譬犹治疾不得真药（一作良医）也。治疾当得真人参，反得支罗服[1]；当得麦门冬，反得烝[2]穬麦[3]。己而不识真，合而服之，病以侵剧。不自知为人所欺也，乃反谓方不诚而药皆无益于疗病，因弃后药而弗敢饮，而更求巫觋[4]者，虽死可也。

人君求贤，下应以鄙，与直不以枉[5]。己不引真，受猥[6]官之，国以侵乱。不自知为下所欺也，乃反谓经不信而贤皆无益于救乱，因废真贤，不复求进，更任俗吏，虽灭亡可也。

三代[7]以下，皆以支罗服、烝穬麦合药，病日痼[8]而遂死也。

（《潜夫论·思贤》）

【注释】

[1] 支罗服：即萝卜。

[2] 烝：通"蒸"。

[3] 穬麦，大麦的一种。崔寔《四民月令》注曰："大麦之无皮毛者曰穬。"

[4] 巫觋：古称女巫为巫，男巫为觋，合称巫觋。

［5］与直不以枉：费解。疑原文有误。当作"与直而以枉"。

［6］猥：众，多。

［7］三代：谓夏、商、周。

［8］痁：痁通"阽"。《礼记·曾子问》："不以人之亲痁患。"朱骏声《说文通训定声·谦部》："（痁）按实借为阽；痁患，谓濒于危患也。"

【解读】

自古以来，有奸人以假药欺人。病家不知，反以为方药无益于治病，更求巫觋，遂置于死地。

《潜夫论》作者王符，感叹有奸人趁君主求贤，谋得官职，国家因之渐至于乱。君主不悟，反以为贤人无益于治乱，更任俗吏，遂至亡国。

【原文】

今医家通明、肾气之丸[1]，内补、五络之散[2]，骨填、苟杞之煎[3]，黄芪、建中之汤[4]，将服之者，皆致肥丁[5]。

漆叶青蓁[6]，凡弊之草，樊阿[7]服之……而耳目聪明，犹能持针以治病，此近代之实事，良史所记注者也。

（《抱朴子·至理》）

【注释】

［1］通明肾气之丸：通明丸和肾气丸。通明丸，主五劳七伤六极。方用麦门冬、干地黄、石韦、紫菀、甘草、阿胶、杜仲、五味子、肉苁蓉、远志、茯苓、天雄等十二味，为末，蜜丸。肾气丸，张仲景方。方用干地黄、山茱萸、薯蓣、泽泻、丹皮、茯苓、桂心、附子。

［2］内补五络之散：内补散和五络散。内补散，治男女五劳六绝。方用干地黄、巴戟天、甘草、麦门冬、人参、苁蓉、石斛、五味子、桂心、茯苓、附子、菟丝子、山茱萸、远志、地麦十五味，为末。五络散：待考。

　　[3]骨填苟杞之煎：骨填煎和苟杞煎。骨填煎，待考。苟杞煎，《备急千金要方》以生枸杞子酒煎制丸。补虚羸，久服轻身不老。苟杞，即枸杞。又《医心方》载《贺兰方》枸杞煎，补虚羸，除寒热，益气力，长肌肉，止腰痛，充五脏，利小便，益精气，止泄损，久服耳目聪明，阴气长强，坚筋骨，填脑髓，养神，安魂，令人身轻不老。以枸杞根、薯蓣、藕根、牛膝、茯苓、石斛、杜仲、茅根、芦根，加地黄煎、麦冬煎、葛汁等煎制成。

　　[4]黄芪建中之汤：黄芪汤和建中汤。古方名黄芪汤、建中汤者颇多。张仲景小建中汤由甘草、桂心、芍药、生姜、大枣、胶饴组成。又有大建中汤、黄芪建中汤，皆由小建中汤化裁而成。

　　[5]肥丁：肥健丁壮。强壮的意思。

　　[6]青蓁："蓁"当作菾。《三国志·华佗传》作"青黏"；《后汉书·华佗传》作"青黏"。

　　[7]樊阿：华佗弟子。

【解读】

　　从《抱朴子》记载可知，通明丸、肾气丸、内补散、五络散、骨填煎、枸杞煎，以及黄芪汤、建中汤等，都是东汉、晋代医家所常用的滋补强身之剂。

　　《后汉书·华佗传》记载华佗教樊阿所服的"漆叶青黏散"，即《抱朴子》所说的"漆叶青蓁"。《后汉书》虽有此记载，但作者范晔为南朝宋人，晚于《抱朴子》作者葛洪，故《抱朴子》所证之事，当为范晔之前的史学家所记载。其所称"良史"，非指范晔。

【参阅】

　　《三国志·华佗传》："阿从佗求方可服食益于人者，佗授以漆叶青黏散。漆叶屑一斗，青黏十四两，以是为率，言久服去三虫，利五藏，轻体，使人头不白。阿从其言，寿百余岁。漆叶处所而有，青黏生于丰、沛、彭城及朝歌间。"

又《三国志·华佗传》注引《华佗别传》曰："青黏者，一名地节，一名黄芝，主理五藏，益精气。本出于迷入山者，见仙人服之，以告佗。佗以为佳，辄语阿，阿又秘之。近者人见阿之寿而气力强盛，怪之，遂责阿所服，因醉乱误道之。法一施，人多服者，皆有大验。"

【原文】

南阳郦县山中有甘谷水，谷水所以甘者，谷上左右皆生甘菊，菊花堕其中，历世弥久，故水味为变。其临此谷中居民，皆不穿井，悉食甘谷水，食者无不老寿，高者百四五十岁，下者不失八九十，无夭年人，得此菊力也。

（《抱朴子·仙药》）

【解读】

古时南阳郦县甘谷多长寿者，相传因长期食用甘谷菊水之故。

《抱朴子》甘菊，又名真菊。陶弘景云："一种茎紫，气香而味甘，叶可作羹食者，为真；一种青茎而大，作蒿艾气，味苦不堪食者，名苦薏，非真。其华正相似，唯以甘、苦别之耳。南阳郦县最多，今近道处处有，取种之便得。"

《本草图经》："南阳菊亦有两种，白菊叶大似艾叶，茎青根细，花白蕊黄；其黄菊叶似茼蒿，花蕊都黄。然今服饵家多用白者。"

按菊花甘苦，凉。《本经》治诸风头眩。陶弘景言白菊"主风眩"。《药性论》云："能治热头风旋倒地，脑骨疼痛。"《本草衍义》："专治头目风热，今多收之作枕。"

李时珍《本草纲目》认为："菊类自有甘、苦二种，食品须用甘菊，入药则诸菊皆可，但不得用野菊名苦薏者尔。故景焕《牧竖闲谈》云：真菊延龄，野菊泄人。"

【原文】

夫医家之药，浅露之甚，而其常用效方，便复秘之。故方有用后宫游女、僻侧之胶、封君泥丸、木鬼子、金商芝、飞君根、伏龙肝[1]、白马汗、浮云滓、龙子丹衣、夜光骨、百花醴[2]、冬邹斋之属，皆近物耳，而不得口诀，犹不可知……凡方书所名药物，又或与常药物同而实非者，如河上姹女，非妇人也；陵阳子明，非男子也；禹余粮[3]，非米也；尧浆[4]，非水也。而俗人见方用龙胆、虎掌、鸡头、鸭蹠、马蹄、犬血、鼠尾、牛膝[5]，皆谓之血气之物也；见用缺杯、覆盆、釜鑹、大戟、鬼箭、天钩[6]，则谓之铁瓦之器也；见用胡王使者[7]、倚姑新妇、野丈人[8]、守田公[9]、戴文浴、徐长卿[10]，则谓人之姓名也。近易之草，或有不知，玄秘之方，孰能悉解？

（《抱朴子·黄白》）

【注释】

[1] 伏龙肝：《金匮要略》称灶中黄土，葛洪《肘后方》称釜下土，《补阙肘后百一方》称釜月下土，《雷公炮炙论》称伏龙肝。

[2] 百花醴：或指蜂蜜。

[3] 禹余粮：在仲景方中已有禹余粮丸名称。

[4] 尧浆：我国古代早期方土用药，来源不明。

[5] 龙胆……牛膝：犬血，待考。龙胆草、虎掌、鸡头、鸭蹠、马蹄、鼠尾、牛膝，在后世皆咸通用之名。

[6] 缺杯……天钩：各物象其形状。覆盆、鬼剑即覆盆子、鬼箭羽；缺杯、釜鑹、天钩，待考。

[7] 胡王使者：白头翁的别名，见《本经》；又为羌活别名，见《吴普本草》。

[8] 野丈人：白头翁的另一别名，见《本经》。

[9] 守田公：陆佃《诗疏》称狼尾草为守田、宿田翁。《别录》又称半夏为守田。

［10］徐长卿：在后世也成为通用名，《肘后方》中用徐长卿治疗注船注车。

【解读】

在葛洪当时，凡医家常用效方的药物，往往书写异名；而方书所载的不少的药物，也多为同名异物。这就是所谓"玄秘之方"。其中某些药名，如伏龙肝、禹余粮、龙胆、虎掌、鸡头、鸭蹠、马蹄、鼠尾、牛膝、徐长卿等，至今称之，而习以为常。

至于覆盆、大戟、鬼箭等名至今沿用外，其他药物颇难考证其实物。唯知蛇蜕又名"龙子单衣"（《本经》），当即"龙子丹衣"。胡王使者和野丈人为白头翁的异名（《本经》），另胡王使者又是羌活的异名（《吴晋本草》)。《别录》称半夏为"守田"，陆机《诗疏》又称狼尾草为和"守田"和"守田翁"，则《抱朴子》所说的"守田公"当即为"守田翁"。

【原文】

今之医家，每合好药好膏，皆不欲令鸡犬、小儿、妇人见之。若被诸物犯之，用便无验。又染彩者恶恶目[1]者见之，皆失美色。况神仙大药乎？是以古之道士，合作神药，必入名山，不止凡山之中，正为此也。

（《抱朴子·金丹》）

【注释】

［1］恶目：指目光凶恶者。

【解读】

晋葛洪《抱朴子》记载，当时道士合药炼丹，必入名山之中。因山中环境幽静，水源清洁，又多好药，亦无干扰。

染彩者怕"恶目"见之，则恐属不实之词。或所谓"恶目"，是指偷窥的人。

至于合药炼丹不令鸡犬、小儿、妇人见到，此事可以理解。因鸡犬飞走啄食，每易破坏制药；小儿无知，见药多玩弄或误食；妇人见之，恐其容易向人泄露秘方，故俱在禁忌之例。孙思邈论《合和》指出，诸多禁忌，乃为了保护"药之精气"。

另《备急千金要方》麋角丸方后，亦有"其药合之时，须净室中，不得令鸡犬、女人、孝子等见"的文字。直至清汪昂《汤头歌诀》中仍有"妇人鸡犬忌窥探"句。可知古代方书中所记载的内容，事事多有出处。

【参阅】

《备急千金要方·序例·合和》："凡合肾气、薯蓣及诸大补五石、大麝香丸、金牙散、大酒煎膏等，合时煎时，并勿令妇人、小儿、产母、丧孝、痼疾、六根不具足人及鸡犬六畜等见之……又为尘埃秽气入药中，罗筛粗恶，随风飘扬，众口尝之，众鼻嗅之，药之精气，一切都尽，与朽木不殊。"

【原文】

吴楚之国有大木焉，其名为柚，碧树而冬生，实丹而味酸。食其皮汁，已愤厥[1]之疾。齐州[2]珍之，渡淮而北而化为枳焉。鸲鹆不逾济，貉逾汶则死矣。地气然也。

（《列子·汤问》）

【注释】

[1] 愤厥：气愤上逆。

[2] 齐州：中州，犹言中国。《尔雅·释地》郑玄注："齐，中也。"

【解读】

柚，《山海经》作"櫾"。属芸香科植物，其变种甚多，著名的有文旦柚、沙田柚等，今分布于广东、广西、福建、台湾、浙江、四川、江西等地。

柚的根、叶、花、果实、种子皆供药用。《列子》早有"食其皮汁，已愤厥之疾"的治疗作用记载。

按柚子甘酸，去肠胃气，解酒毒，除口气，又治妊孕食少口淡。柚叶治食滞腹痛、关节痛；柚皮化痰消食，下气快膈，治气闷胸闷、脘腹冷痛、食滞、咳喘、疝气。李时珍《本草纲目》云"消食快膈，散愤懑之气，化痰"，实是上承《列子》"已愤厥之疾"的说法。

此外，柚花行气、除痰、止痛，除胸脘间痛；柚核治小肠疝气；柚根理气止痛，散风寒，治胃痛、疝气疼痛、风寒咳嗽。大致其功用相近。

【原文】

何平叔[1]云："服五石散[2]，非唯治病，亦觉神明开朗。"

（《世说新语·言语》）

【注释】

[1]何平叔：刘孝标注引《魏略》曰："何晏，字平叔，南阳宛人。汉大将军进孙也……尚主，又好色……正始中，曹爽用为中书，主选举……为司马宣王所诛。"

[2]五石散：又名寒食散。刘孝标注引《魏略》："秦丞相《寒食散论》曰：寒食散之方虽出汉代，而用之者寡，靡有传焉。魏尚书何晏首获神效，由是大行于世，服者相寻也。"

【解读】

五石散，又名寒食散，由紫石英、白石英、赤石脂、钟乳石、石硫磺等五石成散。相传其方始于汉代，或说华佗，或说张仲景。据晋皇甫谧考，认为出于仲景。本为治病之方，魏晋时何晏、裴秀等名士服食，作为强壮剂，竟成一时风气。晋嵇含曾以寒食散治其小儿重病获救，而服食中毒致残者比比皆是。

【参阅】

晋嵇含《寒食散赋》："余晚有男儿，既生十朔，得吐下积日，羸困危殆，决意与寒食散，未至三旬，几于平复。何矜孺子之坎坷，在孩抱而婴疾，既正方之备陈，亦旁求于众术，穷万道以弗损，渐丁宁而积日。

尔乃酌醴操散，商量部分，进不访旧，旁无顾问。伟斯药之入神，建殊功于今世，起孩孺于重困，还精爽于既继。"

【原文】

桓南郡[1]每见人不快，辄嗔云："君得哀家梨[2]，当复不烝[3]食不？"

【注释】

[1]桓南郡：指桓玄。南郡，地名，治在江陵。晋桓玄为桓温子，袭父爵为南郡公。

[2]哀家梨：亦作"哀梨"。传说汉朝秣陵人哀仲所种之梨，实大而味美，当时人称哀家梨。

[3]烝：蒸。

【解读】

旧传秣陵哀仲家梨甚美，其大如升，入口消释。愚人不辨，蒸而食之，遂失甘脆爽口之味。

桓玄见人不快乐，劝其别自寻烦恼，故譬喻说得到哀家梨还用蒸食吗？

后来比喻说话或文辞流畅爽利，为如食哀家梨。

【原文】

卫江州[1]在旬阳[2]，有知旧人投之，都不料理，唯饷王不留行一斤。此人得饷，便命驾。李弘范[3]闻之曰："家舅刻薄，乃复驱使草木。"

【注释】

[1]卫江州：刘孝标注引《永嘉流人名》曰："卫展，字道舒……光熙初除鹰扬将军、江州刺史。"

［2］旬阳：即浔阳。

［3］李弘范：李轨，字弘范。江夏人，卫展甥，仕至尚书郎。

【解读】

卫展为江州刺史，有旧人投访，非但不行款待，而却借王不留行药名以下逐客令。难怪连外甥李弘范也说："家舅刻薄。"

【参阅】

《本草纲目·草部·王不留行》："时珍曰：王不留行能走血分……俗有'穿山甲，王不留，妇人服了乳长流'之语，可见其性行而不住也。""此物性走而不住，虽有王命不能留其行，故名。"

【原文】

石崇[1]厕常有十余婢侍列，皆丽服藻饰[2]，置甲煎[3]粉、沉香汁之属，无不毕备。又与新衣着令出。客多羞不能如厕。王大将军[4]往，脱故衣，着新衣，神色傲然。群婢相谓曰："此客必能作贼。"

（《世说新语·汰侈》）

【注释】

［1］石崇：晋代人，字季伦，历任散骑常侍、荆州刺史等。尝劫掠致富，于洛阳置金谷园，奢靡成风。附贾后，赵王伦废后，石崇免官，后被杀。

［2］藻饰：修饰姿容。

［3］甲煎：以甲香及沉香、麝香制成，供焚蒸用，取其芳香。又可与诸药和蜡，制成口脂。

［4］王大将军：王恺。晋世族国戚，豪侈无度。曾官龙骧将军、骁骑将军，故称王大将军。

【解读】

史传石崇家穷极奢华，也颇讲究卫生。《世说新语》记载，其厕中有婢女侍列，衣饰华丽，且有甲煎、沉香等芳香逐秽，凡如厕者都令更衣。

甲煎，用甲香同沉香、麝香等制。《本草纲目·介部·海螺》记载：海螺"厣名甲香……《南州异物志》云：……其厣杂众香烧之益芳，独烧则臭。今医家稀用，惟合香者用之。"

考《备急千金要方·七窍病》有甲煎唇脂、甲煎口脂、炼蜡合甲煎法，皆晋唐时方。

【参阅】

《本草纲目·介部·甲煎》："时珍曰：甲煎，以甲香同沉、麝诸药花物治成，可作口脂及焚爇也。唐李义山诗所谓'沉香甲煎为廷燎'者，即此。"

【原文】

王敦[1]初尚主[2]，如厕，见漆箱盛干枣，本以塞鼻，王谓厕上亦下果，食遂至尽。既还，婢擎金澡盘盛水，琉璃碗盛澡豆[3]，因倒着水中而饮之，谓是干饭。群婢莫不掩口而笑之。

（《世说新语·纰漏》）

【注释】

[1] 王敦：字处仲。晋武帝时驸马都尉。元帝渡江，与从兄王导同心翼战，曾为荆江刺史。后起兵反，入朝自为丞相。明帝时再度起兵反，病死途中。

[2] 尚主：王敦为晋武帝女襄城公主驸马，故曰尚主。

[3] 澡豆：我国古代晋、唐时帝王贵胜家的洗面洗手用品，以芳香药物制成，似现在的香皂，有清洁美容润肤作用。

【解读】

王敦初入帝王家，不知厕中干枣作鼻塞用，更不识澡豆为洗手洗面所用，认作食品，以致成为笑话。

孙思邈《备急千金要方》记载"面药"，有澡豆方多种，如"洗手面令白净悦泽澡豆方""治面黑不净，澡豆洗手面方""洗面药澡豆方""澡

125

豆治手干燥少润腻方""桃仁澡豆，主悦泽去黑黯方"等。"澡豆主手干燥，常少润腻方"用猪胰、白茯苓、白芷、藁本、甘松香、零陵香、白商陆、大豆末、葫藿灰等调制成。

【原文】

谢公[1]始有东山之志[2]，后严命[3]屡臻，势不获已，始就桓公司马[4]。于时人有饷桓公药草，中有远志。公取以问谢："此药又名'小草'，何一物而有二称？"谢未即答。时郝隆[5]在坐，应声答曰："此甚易解：处则为远志，出则为小草。"谢甚有愧色。桓公目谢而笑曰："郝参军此过乃不恶，亦极有会[6]。"

（《世说新语·排调》）

【注释】

［1］谢公：晋谢安（安石），初为佐著作郎，因病辞官，隐东山。朝廷屡诏不出，时人因言："安石不肯出，将如苍生何！"年四十，出为桓温司马，迁中书令，官至司徒。

［2］东山之志：指谢安辞官栖隐东山事。

［3］严命：严父之命。

［4］桓公司马：即桓温（312—373），初为荆州刺史，定蜀，攻前秦，威权日盛，官至大司马。后北伐败，回建康，专朝政。废帝奕，立简文帝。后谋自建王朝，事未成而死。

［5］郝隆：字佐治，东晋名士，博学而性诙谐。曾在桓温麾下任南蛮府参军。曾有"坦腹晒书""蛮语入诗"的典故流传。《世说新语》《太平寰宇记》及《山西通志》载有其事迹。

［6］会：领会。

【解读】

郝隆在桓温座，借解说药草名的机会，说"处则为远志，出则为小草"，实有讥讽谢安的意思。桓温说他"此过乃不恶，亦极有会"，则是进行排调的话。

　　按药草远志，《本经》云："苗名小草。"李时珍《本草纲目·草部·远志》："此草服之能益智强志，故有远志之称。《世说》载郝隆讥谢安云：'处则为远志，出则为小草'"。

医事篇

一、涉医史料

在先秦、汉代经子典籍中，有不少涉医文献资料，足供考证。

早在《尚书》，记载着夏、商、周三代的古史文献，其所涉内容颇为广泛。其中不少与医学直接或间接有关。例如，《舜典》规定时月日，统一度量衡，这些制度，在古代医学方面均有实施。又如，所载鲧和禹治洪水的史料，为张子和汗下吐法攻邪的理论依据。

在《周礼》中，有分国为"九州"的记载，于是《内经》遂有九州、九窍"生气通天"的论说。《周礼》辨不同地域动植物和人民体质的差异，涉及古代的人类生态型论说，在《素问》《灵枢》中也有关相论说，并据之而更有发展。《周礼》关于医事制度、慈幼养老、婚嫁年龄、卫生防疫、救灾问疾等记述，均是十分重要的医史资料。

《礼记》还记叙了古先民由茹毛饮血到"修火""养生"的进化过程。书中"医不三世，不服其药"的记载，为千百年来人们聚讼纷纭的医史典故。

《竹书纪年》记载"蜮射人"之事，早于晋葛洪书中所记约千年。

《春秋左传》载有"三折肱知为良医""病入膏肓""一薰一莸""数典忘祖"以及古代的"藏冰"之事，也是重要的内容。

《管子》记载"养疾""问疾"，反映了其政治理想。同时还有关于黄帝"钻燧生火"，熟食以使民无病，以及春季煁室、抒井易水以去毒的卫生措施。

在《荀子》一书中，《成相篇》的写作形式独特，与《灵枢·九针十二原》《素问·八正神明论》相同，足以证实为同一历史时期的作品。

《吕氏春秋》探讨"宣导"法的渊源，记叙了先民防治因水湿滞着而筋骨疼痛的历史。其关于"神农氏十七世而有天下"的记载，证实所谓的"神农氏"实是上古农耕时代的一个氏族，并非一世一人。书中关于"仪狄造酒，巫彭作医"的记载，证实医巫同源。

汉初《淮南子》所载的"骆医"之说，补充了医史人物记载的内容。

在东汉的《论衡》和《潜夫论》中，较多反映了当时迷信巫祝的社会状况，激起了有识之士"移风易俗"的呼声。这些史料，正与张仲景《伤寒论》自序中所说的"降志屈节，钦望巫祝……举世昏迷，莫能觉悟"相符。

如上所举，足见有关的医史资料虽然散在诸书，点点滴滴，但将其集腋成裘，则对于中医古代医学史的研究，谅亦不无小补。

【原文】

协[1]时月[2]正[3]日，同[4]律[5]度量衡[6]。

（《尚书·虞书·舜典》）

【注释】

[1] 协：合，共同。《说文》："协，众之同和也。"

[2] 时月：四时和月份。

[3] 正：定，决定。《玉篇》："正，定也。"《尚书孔氏传》："合四时之气节，月之大小，日之甲乙，使齐一也。"

[4] 同：齐一，统一。《释文》："同，齐也。"

[5] 律：古代律制。用管状仪器校正乐音标准，包括"六律"和"六吕"，合称十二律。

[6] 度量衡：计量长短、容积、轻重的统称。度，丈尺，用于计量长短；量，斗斛，用于计量容积；衡，斤两，用于计量轻重。

【解读】

《虞书·舜典》记载，舜继尧帝位后，即规定四时、月日，统一律和度量衡制。这对于人们的生活和文明的进步具有重要意义，其影响是广泛和深远的。

就医学而言，除与时、月、日有密切关系外，其与律、度、量、衡也紧密相关。这在《黄帝内经》中有不少记载。如《灵枢·经别》说："外有六腑，以应六律。六律建阴阳诸经，而合之十二月、十二辰、十二节、十二经水、十二时、十二经脉……"又《经水》说："若夫八尺之士，皮肉在此，外可度量切循而得之。"在《骨度》《脉度》篇中，记述了"骨节之大小广狭长短"，先度骨节，而后度量脉的长短。此外在《肠胃》《平人绝谷》篇中，还具体记载了"肠胃之小大长短，受谷之多少"。另《素问·阴阳应象大论》《针解篇》有将五方、五藏、五色、五音等与宫、商、角、徵、羽等音律相配的记载。

以上，均是古代律、度、量、衡制与医学关系的最早具体记载。

【参阅】

《素问·针解篇》："人声应音，人阴阳合气应律……五音一，以候宫、商、角、徵、羽，六律有余不足应之。"

【原文】

帝曰："咨[1]！四岳[2]，汤汤洪水方割[3]，荡荡怀山襄陵[4]，浩浩滔天，下民其咨，有能俾乂[5]？"佥[6]曰："於[7]！鲧[8]哉。"

（《尚书·虞书·尧典》）

禹[9]曰："洪水滔天，浩浩怀山襄陵，下民昏垫[10]。予乘四载，随山刊[11]木……予决九川，距四海。"

（《尚书·虞书·益稷》）

【注释】

［1］咨：嗟叹声。

［2］四岳：谓东岳泰山，南岳衡山，西岳华山，北岳恒山。

［3］割：灾害。

［4］怀山襄陵：怀，包围；襄，冲上。谓洪水包围并冲上山陵。

［5］俾乂：俾，使；乂，治理，安定。

［6］佥：众人。

［7］於（wū）：表示感叹。

［8］鲧：原始时代部落首领。颛顼之子，禹之父。由四岳推举，奉
尧命治水，用筑堤法防水，九年未平。后被舜杀死在羽山。

［9］禹：亦称大禹、夏禹。古代部落联盟领袖。鲧之子。奉舜命治
理洪水有功，为继承人。

［10］昏垫：迷茫沉溺。

［11］刊：砍。

【解读】

《尚书·虞书·尧典》和《益稷》两章，是有关于鲧治洪水和禹治洪
水的最早记载。相传"鲧湮洪水"导致治水失败；禹用疏凿开流，终于
成功。

金氏医家张子和善用汗、吐、下法祛除病邪，批评滥用补法者为
"鲧湮洪水之徒"。

【参阅】

《儒门事亲·汗下吐三法该尽治病诠》："惟庸工之治病，纯补其虚，
不敢治其实，举世皆曰平稳，误人而不见其迹。渠亦自不省其过，虽终
老而不悔，且曰：吾用补药也，何罪焉？病人亦曰：彼以补药补我，彼
何罪焉？虽死而亦不知觉。夫粗工之与谬工非不误人，惟庸工误人最
深，如鲧湮洪水，不知五行之道。夫补者人所喜，攻者人所恶。医者与
其逆病人之心而不见用，不若顺病人之心而获利也，岂复计病者之死生
乎？……夫病之一物，非人身素有之也。或自外而入，或由内而生，皆
邪气也。邪气加诸身，速攻之可也，速去之可也，揽而留之何也？……

夫邪之中人，轻则传久而自尽，颇甚则传久而难已，更甚则暴死。若先论固其元气，以补剂补之，真气未胜，而邪已交驰横骛而不可制矣。惟脉脱下虚，无邪无积之人，始可议补；其余有邪积之人而议补者，皆鲧湮洪水之徒也。"

【原文】

国人逐瘈狗。

（《春秋左传·襄公十七年》）

【解读】

瘈狗，又称猘犬。即疯犬、狂犬。《左传》记载襄公十七年（前556）国人逐瘈狗，反映当时狂犬病在一些地区颇为严重，故有此举。

狂犬病由狂犬病毒引起，病毒由伤口入侵人体后，沿周围传入神经侵犯中枢神经系统。被疯犬咬伤，从感染到发生症状，其潜伏期约10天到一年，或稍长，大都在4～8星期。

狂犬病的症状特征为极度敏感、躁动、恐惧，畏风、怕水。其死亡率很高。

《素问·骨空论》用灸法治疗："犬所啮之处，灸之三壮，即以犬伤病法灸之，凡当灸二十九处。"

《肘后方·治卒为猘犬所咬毒方》："疗猘犬咬人方：先嗍却恶血。灸疮中十壮。明日以去，日灸一壮，满百乃止。""又方：仍杀所咬犬，取脑傅之，后不复发。"其灸法继承了《素问》治法。用犬脑傅治，是最早的生物制品疗法。另对发病的时间也有记载："凡猘犬咬人，七日一发。过三七日不发，则脱也。要过百日，乃为大免耳。"与19世纪80年代法国微生物学家巴斯德发现狂犬病潜伏期最短为七天的认识基本一致。

【原文】

医师[1]掌医之政令，聚毒药[2]以共[3]医事。凡邦[4]之有疾病者、疬疡^[5]者造焉，则使医^[6]分而治之。岁终，则稽^[7]其医事，以制其食。十全为上，十失一次之，十失二次之，十失三次之，十失四为下。

（《周礼·天官冢宰》）

【注释】

［1］医师：周代官医，下设上士二人，下士四人，府二人，史二人，徒二人。

［2］毒药：药多有毒，又有寒温之性，故古人泛称"毒药"。

［3］共：通"供"。

［4］邦：古代诸侯封国之称。

［5］疬疡：头疡，头疮。

［6］医：有食医、疾医、疡医，另治兽有兽医。

［7］稽：稽考。

【解读】

以上《天官冢宰》所记，是周代的医事制度。周代的医疗机构管理，在医师之下设有士、府、史、徒等人员，有关医事的政令由医师掌管，包括聚藏药物、分派医治、岁终考核、制定俸禄等工作。

古时泛称攻病的药物为"毒药"。《素问·异法方宜论》说："其病生于内，其治宜毒药。"《移精变气论》说："今世治病，毒药治其内，针石治其外。"又《汤液醪醴论》说："当今之世，必齐毒药攻其中，镵石针艾治其外也。"《宝命全形论》说："知毒药为真。"《藏气法时论》说："毒药攻邪。"

《素问》王冰注说明所称"药"与"毒药"的区别："药，谓金玉土石、草木菜果、虫鱼鸟兽之类，皆可以祛邪养正者也。然辟邪安正，惟毒乃能，以其能然，故通谓之毒药也。"

医师"十全"的要求出于《周礼》。《素问》中屡见"十全"之说，如《示从容论》黄帝召雷公，要求说："览观杂学，及于比类，通合道理……治之过失，子务明之，可以十全，即不能知，为世所怨。"

在《灵枢·邪气藏府病形》中，有"上工十全九……中工十全七……下工十全六"的说法，亦本于《周礼》。

【参阅】

《素问·徵四失论》雷公对黄帝曰："循经受业，皆言十全，其时有过失者，请闻其事解也。"帝曰："所以不十全者，精神不专，志意不理，外内相失，故时疑殆。诊不知阴阳逆从之理，此治之一失矣。"

【原文】

食医：中士二人。……

食医掌和王之六食、六饮、六膳、百羞[1]、百酱、八珍之齐。

凡食齐[2]眡[3]春时，羹齐眡夏时，酱齐眡秋时，饮齐眡冬时。

凡和，春多酸，夏多苦，秋多辛，冬多咸，调以滑[4]甘。

（《周礼·天官冢宰》）

【注释】

［1］羞：通"馐"，精美的食品。

［2］齐：通"剂"，调味品。

［3］眡：同"视"。

［4］滑：使菜肴滑柔的作料。《周礼·天官·食医》："调以滑甘。"孙诒让《正义》："谓以米粉和菜为滑也。"

【解读】

周王朝设置医官、食官，掌管宫廷的膳食营养，亦是最早的医学分科之一。食医调制食品有一定的规定和方法。

春季的调味多酸味，夏季多苦味，秋季多辛味，冬季多咸味。四时调和，均用柔滑甘甜之品。《礼记·内则》记载文字与《周礼》相同。

按照四时与五脏的关系，春主肝，夏主心，秋主肺，冬主肾，四季十八日主脾土。又《素问·宣明五气》曰："五味所入，酸入肝，辛入肺，苦入心，咸入肾，甘入脾。"《五运行大论》曰：酸生肝，苦生心，甘生脾，辛生肺，咸生肾。由此可知，食医所定的调和规则，实与《内经》的医学理论相合。后世《食经》多根据其法加以变化。

【参阅】

《医心方·四时宜食》引崔禹锡《食经》："春七十二日，宜食酸咸味；夏七十二日，宜食甘苦味；秋七十二日，宜食辛咸味；冬七十二日，宜食咸酸味；四季十八日，宜食辛苦甘味。右，相生之味，其能生长化成。"

【原文】

媒氏掌万民之判[1]。凡男女自成名以上，皆书年月日名焉。令男三十而娶，女二十而嫁……中春之月，令会男女。于是时也，奔[2]者不禁。若无故而不用令者，罚之。

（《周礼·地官司徒》）

三十而有室，始理男事……二十而嫁，有故，二十三年而嫁。

（《礼记·内则》）

【注释】

[1] 判：判合。两性相配合。《周礼·地官·媒氏》"掌万民之判"，郑玄注："判，半也，得耦而合，主合其半，成夫妇也。"

[2] 奔：指女子私往就男人。《国语·周语上》："有三女奔之。"韦昭注："不由媒氏也。"

【解读】

周代设"媒氏"，掌管百姓的婚嫁，并记录在案。

古人男三十而娶，女二十而嫁，见于《周礼》《礼记》诸文。在当时，虽然作为朝廷的一项政令，但在实际上恐未必能完全执行。

可以想象，《周礼》"中春之月，令会男女，于是时也，奔者不禁"的政令，是古人"法天"，依照"春生"的自然规律而制定的。至今，在南方少数民族地区，青年男女在"三月三"通婚幽会的习俗，犹存古风。

《白虎通·嫁娶》从男女发育的情况的角度，解释"男三十而娶，女二十而嫁"，认为："男三十，筋骨坚强，任为人父；女二十，肌肤充盈，任为人母。"

元医学家朱丹溪在《格致余论·阳有余阴不足论》中指出："人身之阴气，其消长视月之盈缺。故人之生也，男子十六岁而精通，女子十四岁而经行，是有形之后犹有待于乳哺水谷以养，阴气始成，而可与阳气为配，以能成人，而为人之父母。古人必近三十、二十而后嫁娶，可见阴气之难于成，而古人之善于摄养也。"说明男女定时嫁娶，有益于保养阴精，实合乎摄养之道。

相传南齐褚澄所作的《褚氏遗书》曾说："精未通而御女……异日有难状之疾。"故也反对过早婚嫁。

【参阅】

《孔子家语》："鲁哀公问于孔子……曰：'男子十六精通，女子十四而（一本作血）化，是则可以生民矣。而《礼》男子三十而有室，女子二十而有夫，岂不晚哉？'孔子曰：'夫《礼》言其极，不是过也。男子二十而冠，有为人父之端；女子十五许嫁，有适人之道。于此而往，则自婚矣。'"

陈延之《小品方》："古时妇人病易治者，嫁晚，肾气立，少病，不甚有伤故也。今时嫁早，肾根未立而产，伤肾故也。是以今世少妇有病，必难治也。早嫁早经产，虽无病者亦夭也。"

【原文】

大司徒[1]之职……以保息[2]六养万民：一曰慈幼，二曰养老，三曰振穷，四曰恤贫，五曰宽[3]疾，六曰安富。

（《周礼·地官司徒》）

先王之所以治天下者五：贵有德，贵贵，贵老，敬长，慈幼。此五者，先王之所以定天下也。

（《礼记·祭义》）

【注释】

[1] 大司徒：官职名。

[2] 息：滋息，生长。

[3] 宽：宽解安慰。

【解读】

周代有保养滋息的六项政策措施：慈幼、养老、振穷、恤贫、宽疾、安富。其中，"慈幼"和"养老"与慈善和医学事业的关系最大，从而反映了当时该两项政策措施的文明与先进性，也是古代君王安定天下，使社会和谐的必要举措。

元医家朱丹溪《格致余论》有《慈幼》《养老》篇，取名于《周礼》。

【参阅】

《荀子·大略》："夫行也者，行礼之谓也。礼也者，贵者敬焉，老者孝焉，长者弟焉，幼者慈焉，贱者惠焉。"

清陈康祺《郎潜纪闻》："《周礼·大司徒》以保息六养万民，一曰慈幼。郑康成注：与之母，与之饩。《王制》：幼而无父者有常饩。《月令》：仲春养幼少，存诸孤。三代以上，必无无故弃婴之举可知也。厥后，唐元和间，诏婴儿无亲属及有子不能养者，廪给之。宋淳祐间，诏给官田五百亩，创慈幼局，法犹近古。然后世疆域日广，生齿日繁，饥馑流离，委弃载道，朝廷发帑活人，势难遍给。"

"元明之世，育婴堂尚未通行……世祖（顺治）皇帝讲筵触发，特严溺女之禁，海内始知育婴为善举。然在官尚无常饩也。仰维孝庄皇后首颁禄米，满汉诸臣以次输助，不数年，由京师以达郡县，育婴之堂遍天下矣。"

【原文】

大司徒之职，掌建邦之土地之图与其人民之数，以佐王安扰邦国。以天下土地之图，周知九州之地域广轮[1]之数，辨其山林、川泽、丘陵、坟衍[2]、原隰之名物……以土会之法，辨五地之物生：一曰山林，其动物宜毛物，其植物宜皂物；其民毛而方。二曰川泽，其动物宜鳞物，其植物宜膏物；其民黑而津。三曰丘陵，其动物宜羽物，其植物宜核物；其民专而长。四曰坟衍，其动物宜介物，其植物宜荚物；其民皙而瘠。五曰原隰，其动物宜嬴物，其植物宜丛物；其民丰肉而庳[3]。

（《周礼·地官司徒》）

【注释】

[1] 广轮：犹"广袤"。轮：计面积的纵度。

[2] 坟衍：坟，水边高地。衍，沼泽。

[3] 庳：矮。

【解读】

《周礼》记载，其时大司徒分辨九州山林、川泽、丘陵、坟衍、原隰等五种不同地形所宜产的植物、动物，以及人民的体质特征。

在现代人类生态学的不同人类生态型学说中，认为人类长期对不同环境进行生物生态适应，逐渐形成了不同的能够遗传的体质形态特征，如肤色、发色、发型、眼色、眼形、鼻形、须毛、身高等。在我国古代文献中，早有不少关于人与动植物不同生态型的研究资料。《周礼》的记载是宝贵的文化财产。

《黄帝内经》也已研究了人群的体质形态特征问题，并就其形成机理、类型划分及其与疾病的关系做出一定的划分。如《素问·异法方宜论》说：东方之域，其民皆黑色疏理；西方之域，其民华食而脂肥；北方之域，其民藏寒；南方者，其民皆致理而赤色。《灵枢·阴阳二十五人》依据五行学说将人的体质形态特征分为五类，包括木形之人、火形之人、土形之人、金形之人和水形之人。又将多型之人细分为太阴之人、少阴之人、太阳之人、少阳之人和阴阳和平之人五类，并指出其心理特征。同样认为其形成的原因与长期居住的环境是分不开的。这一观点，与现代生态学中人类生态型理论如出一辙。

【参阅】

《灵枢·阴阳二十五人》:"木形之人……其为人苍色，小头长面，大肩背，直身，小手足。好有才，劳心，少力，多忧劳于事。能春夏不能秋冬，感而病生……火形之人……其为人赤色，广䏚，锐面小头，好肩背髀腹，小手足，行安地，疾心，行摇，肩背肉满，有气轻财，少信，多虑，见事明，好颜，急心，不寿暴死。能春夏不能秋冬，秋冬感而病生……土形之人……其为人黄色，圆面大头，美肩背，大腹，美股胫，小手足，多肉，上下相称，行安地，举足浮，安心，好利人，不喜权势，善附人也。能秋冬不能春夏，春夏感而病生……金形之人……其为人方面，白色，小头，小肩背，小腹，小手足，如骨发踵外，骨轻，身清廉，急心，静悍，善为吏。能秋冬不能春夏，春夏感而病生……水形之人……其为人黑色，面不平，大头，廉颐，小肩，大腹，动手足，发行摇身，下尻长，背延延然。不敬畏，善欺绐人……能秋冬不能春夏，春夏感而病生……"

【原文】

司救掌万民之邪恶过失而诛让[1]之，以礼防禁而救之……凡岁时有天患民病，则以节[2]巡国中及郊野[3]，而以王命施惠。

（《周礼·地官司徒》）

【注释】

[1]诛让：诛，责备。诛让，责让。

[2]节：符节，古代使者所持凭证。

[3]郊野：《尔雅》："邑外谓之郊，郊外谓之牧，牧外谓之野。"或泛指城邑之外。

【解读】

周代朝廷设"司救"官职，设有中士二人、史二人、徒二十人，以掌管百姓的"邪恶过失"，进行惩罚，另一方面以"礼"进行教育拯救，同时对"天患民病"巡视救济。"司救"的职责，关于到民政和医疗卫生。

【原文】

男巫……春招弭[1]，以除疾病……女巫掌岁时祓除[2]，衅浴[3]。

（《周礼·春官宗伯》）

【注释】

［1］招弭：招，招福；弭，清除，弭患。《国语·楚辞下》："弭其百疴。"

［2］祓除：古代习俗，为除灾去邪而举行的一种仪式。郑玄注："岁时祓除，如今三月上巳如水上之类。"

［3］衅浴：用芳香的草药熏身及沐浴。郑玄注："衅浴，谓以香薰草药沐浴。"

【解读】

上古之时，医巫为一，故"醫"字写作"毉"字。到了西周时代，医与巫的职责已有明确区分。医有医师、食医、疾医、疡医及兽医之分。男巫、女巫则职掌除灾去邪仪式及香熏沐浴等卫生工作。

【原文】

方相氏[1]掌蒙熊皮，黄金四目，玄衣朱裳，执戈扬盾，帅百隶而时难[2]，以索室驱疫。大丧，先柩，及墓，入圹，以戈击四隅，驱方良[3]。

（《周礼·夏官司马》）

季春之月……命国难[4]，九门[5]磔攘[6]，以毕春气。

仲秋之月……天子乃难，以达秋气。

季冬之月……命有司大难[7]，旁磔，出土牛[8]，以送寒气。

（《礼记·月令》）

【注释】

[1]方相氏：古代掌驱疫和墓葬时驱鬼的专职官员。下属逐疫驱邪的"狂夫"四人。

[2]难：通"傩"。在腊月驱逐疫鬼。

[3]方良：鬼神名。张衡《东京赋》"脑方良"，注曰："方良，草泽之神也。"

[4]国难：即国傩。以国家名义举行的驱疫仪式。

[5]九门：古天子居处有九门。《礼记·月令》："勿出九门。"郑玄注："天子九门者，路门也，应门也，雉门也，库门也，皋门也，城门也，近郊门也，远郊门也，关门也。"

[6]磔（zhé）攘：分裂牲体以祭神。《礼记·月令》孙希旦《集解》："磔，磔裂牲体也。九门磔攘者，逐疫至于国外，因磔牲以祭国门之神，欲其攘除凶灾，御止疫鬼，勿使复入也。"

[7]大难：即大傩。汉蔡邕《月令章句》曰："日行北方之宿，北方太阴，恐为所抑，故命有司大傩，所以扶阳抑阴也。"

[8]土牛：以泥土抟成的牛，以送寒气、迎春气。

【解读】

傩，是古代驱逐疫鬼的仪式。据《周礼》，季冬举行的称"大傩"，由国家举行的称"国傩"。《礼记·月令》也有"天子乃难（傩），以达秋气"，"命有司大难（傩），旁磔，出土牛，以送寒气"的记载。《论语》还说"乡人傩"。可见以傩逐疫的活动曾上自朝廷，下至民间，普遍举行。

傩一直延续于后世，在汉代还颇为盛行。《后汉书·礼仪志》详细记载了腊前大傩逐疫的仪式，继承了《周礼》《礼记》所载的形式，而又有新的内容。今天在我国南方少数民族地区的傩戏，是古代风俗的遗存。

大傩逐疫虽属迷信，但实已形成了一种事关卫生防疫的古代民俗。

【参阅】

《后汉书·礼仪志》："先腊一日，大傩，谓之逐疫。其仪：选中黄门子弟年十岁以上，十二以下，百二十人为侲子。皆赤帻皂制，执大鼗。方相氏黄金四目，蒙熊皮，玄衣朱裳，执戈扬盾。十二兽有衣毛角。中黄门行之，冗从仆射将之，以逐恶鬼于禁中。夜漏上水，朝臣会，侍中、尚书、御史、谒者、虎贲、羽林郎将执事，皆赤帻陛卫。乘舆御前殿，黄门令奏曰：'侲子备，请逐疫。'于是中黄门倡，侲子和，曰：'甲作食殃，胇胃食虎，雄伯食魅，腾简食不祥，揽诸食咎，伯奇食梦，强梁、祖明共食磔死寄生，委随食观，错断食巨，穷奇、腾根共食蛊。凡使十二神追恶凶，赫女躯，拉女干，节解女肉，抽女肺肠。女不急去，后者为粮。'因作方相与十二兽儛。嚾呼，周遍前后省三过，持炬火，送疫出端门。门外驺骑传炬出宫，司马阙门门外五营骑士传火弃雒水中。百官官府各以木面兽能为傩人师讫，设桃梗、郁儡、苇茭毕，执事陛者罢。苇戟、桃杖以赐公卿、将军、特侯、诸侯云。"

【原文】

司爟[1]掌行火之政令。四时变国火以救时疾。季春出火，民咸从之；季秋内火，民亦如之。时则施火令。

（《周礼·夏官司马》）

【注释】

[1] 司爟：古代掌行火政令的官名。

【解读】

周代由司爟掌管火政，季春出火，季秋纳火。取火以熟食物，关系到人民的疾病生死，故说"以救时疾"。所谓"四时变国火"，则是指四时取火所用的燃料不同，根据五行之色而改变。季春出火，季秋纳火，乃是顺天气寒暑之意。

【参阅】

《本草纲目·火部·燧火》："《周官》司爟氏四时变国火以救时疾，季春出火，季秋纳火，民咸从之。盖人之资于火食者，疾病寿夭生焉。四时钻燧，取新火以为饮食之用，依岁气而使无亢不及，所以救民之时疾也。榆、柳先百木而青，故春取之，其火色青；杏、枣之木心赤，故夏取之，其火色赤；柞、楢之木理白，故秋取之，其火色白；槐、檀之木心黑，故冬取之，其火色黑；桑柘之木肌黄，故季夏取之，其火色黄。天文大火之次，于星为心。季春龙见于辰而出火，于时为暑；季秋龙伏于戌而纳火，于时为寒。顺天道而百工之作息皆因之，以免水旱灾祥之流行也。后世寒食禁火，乃季春改火遗意，而俗作介推事，谬矣。"

【原文】

量人掌[1]建国之法，以分国为九州。……

司险[2]掌九州之图，以周知其山林、川泽之阻，而达其道路。……

职方氏[3]掌天下之图，以掌天下之地……乃辨九州之国，使同贯利[4]。东南曰扬州，其山镇[5]曰会稽，其泽薮[6]曰具区，其川三江，其浸[7]五湖，其利金锡竹箭，其民二男五女，其畜宜鸟兽，其谷宜稻。

正南曰荆州，其山镇曰衡山，其泽薮曰云瞢，其川江汉，其浸颍湛，其利丹银齿革，其民一男二女，其畜宜鸟兽，其谷宜稻。

河南曰豫州，其山镇曰华山，其泽薮曰圃田，其川荥雒，其浸波溠，其利林漆丝枲，其民二男三女，其畜宜六扰[8]，其谷宜五种[9]。

正东曰青州，其山镇曰沂山，其泽薮曰望诸，其川淮泗，其浸沂沭，其利蒲鱼，其民二男二女，其畜宜鸡狗，其谷宜稻麦。

河东曰兖州，其山镇曰岱山，其泽薮曰大野，其川河沛，其浸庐维，其利蒲鱼，其民二男三女，其畜宜六扰，其谷宜四种。

正西曰雍州，其山镇曰岳山，其泽薮曰弦蒲，其川泾汭，其浸渭、洛，其利玉石，其民三男二女，其畜宜牛马，其谷宜黍稷。

东北曰幽州，其山镇曰医无闾，其泽薮曰貕养，其川河泲，其浸菑时，其利鱼盐，其民一男三女，其畜宜四扰，其谷宜三种。

河内曰冀州，其山镇曰霍山，其泽薮曰杨纡，其川漳，其浸汾潞，其利松柏，其民五男三女，其畜宜牛羊，其谷宜黍稷。

正北曰并州，其山镇曰恒山，其泽薮曰昭余祁，其川虖池、呕夷，其浸涞易，其利布帛，其民二男三女，其畜宜五扰，其谷宜五种。

（《周礼·夏官司马》）

【注释】

[1] 量人：周代丈量国内土地的官员名。

[2] 司险：周代掌管通达天下险阻的官员名。

[3] 职方氏：周代职掌天下方土的官名。

[4] 贯利：贯通便利。

[5] 镇：古称一方的主山为镇。《书·舜典》"封十有二山。"孔传："每州之名山殊大者，以为其州之镇。"

[6] 泽薮：泽，聚水洼地，在此指湖泽。薮，湖泽的通称。

[7] 浸：大的湖泽。

[8] 扰：指家禽、家畜。《周礼·夏官·职方氏》"其畜宜六扰"，郑玄注："六扰，马、牛、羊、豕、犬、鸡。"

[9] 种：指谷物品种。

【解读】

九州，为我国上古时的行政区划。两汉以前，认为九州是禹治水后所划分，《尚书·夏书·禹贡》所谓"禹别九州，随山濬川，任土作贡"。

九州的名称，在古籍中有定说。《书·禹贡》作冀、兖、青、徐、扬、荆、豫、梁、雍；《吕氏春秋·有始》有幽州，而无梁州；《周礼·职方》有幽州、并州，而无徐州、梁州；《尔雅·释地》有幽州、营州，而无青州、梁州。《汉书·地理志》始以《职方》九州为周制；三国魏孙琰注《尔雅》，以《尔雅》九州为殷制。总之，古时"九州"之称不一，各家所说各州境界亦有出入。

《周礼》记载了当时九州的山河、物产及人民、鸟兽等情况。其中谈到幽州山镇名医巫闾，其地应是古时医巫居住处，故用以作为地名。明代医家赵献可曾经游寓于此，因字号为医巫闾子。

在《黄帝内经素问》中，常将人的"九窍"比喻"九州"，如《灵枢·邪客》曰："地有九州，人有九窍……此人与天地相应者也。"《素问·生气通天论》曰："天地之间，六合之内，其气九州、九窍、五藏、十二节，皆通乎天气。"其意以为九州之地的"生气"与天气相通。人的五藏、十二节及九窍的"生气"也与天气相通。

【参阅】

《尔雅·释地》："两河间曰冀州，河南曰豫州，河西曰雍州，汉南曰荆州，江南曰扬州，济、河间曰兖州，济东曰徐州，燕曰幽州，齐曰营州。

《吕氏春秋·有始》："何谓九州？河、汉之间为豫州，周也；两河之间为冀州，晋也；河、济之间为兖州，卫也；东方为青州，齐也；泗上为徐州，鲁也；东南为扬州，越也；南方为荆州，楚也；西方为雍州，秦也；北方为幽州，燕也。"

【原文】

罗氏[1]掌罗[2]乌鸟……中春[3]，罗春鸟，献鸠以养国老[4]。

（《周礼·夏官司马》）

【注释】

[1] 罗氏：《礼记·郊特牲》称"大罗氏"，云："大罗氏，天子之掌鸟兽者也，诸侯贡属焉。"

[2] 罗：网罗。

[3] 中春：春季之中，即仲春。

[4] 国老：古代告老退职的卿大夫。

【解读】

《礼记·月令》云："仲秋之月……是月也，养衰老，授几杖，行糜粥饮食。"

《吕氏春秋·仲秋纪》高诱注云："《周礼》大罗氏掌献鸠杖以养老。"所言春、秋季节不同，为二说。所谓"鸠杖"，是在杖首制成鸠鸟形。

【参阅】

《本草纲目·禽部·斑鸠》："鸠肉，气味甘平无毒。主治明目，多食益气助阴阳（《嘉佑》）；久病虚损人食之，补气（宗奭）；食之令人不噎（时珍）。[发明] 时珍曰：《范汪方》治目有斑鸠丸。《总录》治目有锦鸠丸。倪惟德氏谓斑鸠补肾，故能明目。窃谓鸠能益气，则能明目矣，不独补肾已尔。古者仲春罗氏献鸠以养国老，仲秋授年老者以鸠杖，云鸠性不噎，食之且复助气也。"

【原文】

庶氏[1]掌除毒蛊[2]，以攻说襘[3]之，嘉草[4]攻之。凡驱蛊，则令之比之[5]。

（《周礼·秋官司寇》）

【注释】

［1］庶氏：古代掌除蛊害的官名。

［2］毒蛊：毒害人的虫物。

［3］襘：祈福除殃的祭祀。

［4］嘉草：指蘘荷等药草。

［5］比之：成例的意思。

【解读】

历来医家《本草》多据《周礼》此说。如《本草纲目》载引陈藏器《本草拾遗》云："茜草主蛊毒，煮汁服。《周礼》：庶氏掌除蛊毒，以嘉草攻之。嘉草者，蘘荷与茜也，主蛊为最。"由此可知，周人早以蘘荷、茜草作为防蛊毒的要药。

【参阅】

《本草纲目·草部·茜草》："解中蛊毒，吐下血如烂肝。茜草根、襄荷叶各三两，水四升，煮二升，服即愈。自当呼蛊主姓名也（陈延之《小品方》）。"

《本草纲目·草部·襄荷》："根……主治中蛊及疟，捣汁服（《别录》）；溪毒、沙虱、蛇毒（弘景）……颂曰：按干宝《搜神记》云：外姊夫蒋士先得疾，下血，言中蛊。其家以襄荷置于席下，忽大笑曰：蛊我者张小小也。乃收小小，小小亡走。自此解蛊药多用之，往往验也。《周礼》庶氏以嘉草除蛊毒。宗懔（《荆楚岁时记》）谓嘉草即襄荷是也。陈藏器云：襄荷、茜根为主蛊之最，谓此。"

【原文】

翦氏[1]掌除蠹物，以攻禜[2]攻之，以莽草[3]熏之。凡庶蛊之事。

（《周礼·秋官司寇》）

【注释】

[1]翦氏：古代掌除蠹虫的官名。

[2]攻禜：古祭名。大祝六祈，四曰禜，五曰攻。谓击鼓逐蠹神离去。

[3]莽草：毒草名，能杀虫鼠，亦作药用。

【解读】

《本经》载，莽草主治"风头、痈肿、乳痈、疝瘕，除结气、疥瘙，杀虫鱼"。《周礼》记载莽草除蠹物，与《本经》治疥瘙、杀虫鱼，其功相近。

【参阅】

《本草纲目·草部·莽草》："时珍曰：此物有毒，食之令人迷罔，故名。山人以毒鼠，谓之鼠莽。"

又："宗奭曰：浓煎汤，淋渫皮肤麻痹。《周礼》翦氏掌除蠹物，以莽草熏之则死。"

【原文】

蝈氏掌去蛙黾[1]，焚牡菊[2]，以灰洒之，则死。以其烟被之，则凡水蛊无声。

壶涿氏掌除水虫。以炮土之鼓驱之，以焚石投之。

（《周礼·秋官司寇》）

【注释】

[1] 黾（měng）：蛙的一种。《尔雅·释鱼》："在水者黾。"

[2] 牡菊：除虫菊之类。

【解读】

西周时代，蛙类和水虫大量繁殖，过多为患，影响生态环境和人们的正常生活。因而，专设"蝈氏"与"壶涿氏"以除蛙及水虫。

驱虫的方法，或用牡菊的灰和烟，或用鼓声，或用石热，其法多种。

《周礼》所说的"水虫"，《本草纲目》认为即溪鬼虫，又名射工、蜮、水狐、短狐、射影，并引唐慎微《经史证类本草》之说谓："《博物志》云：射工，江南山溪水中甲虫也。长一二寸，口中有弩形，以气射人影，令人发疮，不治杀人。《周礼》壶涿氏掌除水虫，以炮土之鼓驱之，以焚石投之，即此物也。"

【原文】

赤发氏[1]掌除墙屋，以蜃炭[2]攻之，以灰洒毒之。凡隙屋，除其狸虫[3]。

（《周礼·秋官司寇》）

【注释】

[1] 赤发氏：古代掌除虫的官名。

150

〔2〕蜃炭：蚌灰，以蚌蛤烧成。

〔3〕狸虫：埋伏在屋室孔穴中的昆虫。

【解读】

周人讲究室内卫生，设专职人员，用蜃炭（即蜃灰）洒于房屋墙隙，以清除狸虫。这一记载，反映了周代的卫生防疫史实。

《本草纲目·介部·蚌》载："弘景曰：……蜃，即蚌也。"又："时珍曰：……其壳可为粉。湖沔人皆印成锭市之，谓之蚌粉，亦谓蛤粉。古人谓之蜃灰，以饰墙壁，闉墓圹，如今用石灰也。"

【原文】

蜡氏[1]掌除骴[2]……若有死于道路者，则令埋而置楬[3]焉。

（《周礼·秋官司寇》）

孟春之月……掩骼埋胔。

（《礼记·月令》）

【注释】

〔1〕蜡氏：古代掌掩埋尸骨及清洁道路的官名。

〔2〕骨骴：人和动物剩有腐肉的残骨。

〔3〕楬：作标志用的小木桩。

【解读】

对于周人"掩骼埋胔"的记载，人们有不同理解，文人认为是仁人之道，泽及枯骨，医者认为是预防疫病传染。其实二者兼而有之，而以防病为首务。

【参阅】

周扬俊《温热暑疫全书》载《北海林先生题喻嘉言疫论序》："……《礼记·月令》云孟春之月先王掩骼埋胔。正以是月天气下降，地气上升，诚恐胔骼秽恶之气随天地之气升降，混合为一，有害于人，故掩埋之。此预补造化，大有功也……是以自古圣君贤相，参赞化育，燮理阴阳，消弭疫端于平日；捍患御灾，煮粥施药，救济疫害于临时。人无横夭，世跻雍熙，文人解为泽及枯骨，失其旨矣……近有好事之辈，设立坛厂，每于小儿出痘之年，购求夭亡尸骸，虽经埋瘗，亦必刨出，堆集如山，架火烧焚，烈焰张炽，腥闻于天，神人掩鼻，毒气熏蒸，恶味氤氲，流行传染……揆之先王掩骼埋骴之义，不大相乖舛耶？"

【原文】

取妻不取同姓，故买妾不知其姓则卜[1]之。

（《礼记·曲礼上》）

【注释】

[1] 卜：卜问。

【解读】

娶妻妾不娶同姓的规定，反映了我国古代在伦理和优生学方面的文明进步。

【参阅】

《春秋左传·昭公元年》："（公孙）侨又闻之，'内官不及同姓，其生不殖'。美先尽矣，则相生疾，君子是以恶之。故《志》曰：'买妾不知其姓，则卜之。'违此二者，古之所慎也。男女辨姓，礼之大司也。"

【原文】

医不三世，不服其药。

（《礼记·曲礼下》）

【解读】

"医不三世，不服其药"的古谚语，在中医界人尽皆知，但对其理解却模棱两可。旧说认为"三世"之义，乃是《黄帝针经》《神农本草》《素女脉诀》这三本书，另一种将"三世"理解为自祖至孙三世。

汉代郑玄对"医不三世，不服其药"的注解是"慎物齐也"。隋唐时著名学者孔颖达《礼记正义》解释郑注云："其药不慎于物，必无其征，故宜戒之，择其父子相承至三世也，是慎物调齐也。"认为所谓的"三世"，当是"父子相承至三世"，"非为本草、针经、脉诀。于理不当，其义非也"。观点鲜明地批驳了"旧说"。

而明代宋濂在《赠医师葛某序》云："传经者既明载其说，复斥其非，而以父子相承三世为言……自传经者惑于是非，使《礼》经之意晦而不白。"他强调："古之医师，必通于三世之书。所谓三世者，一曰针灸，二曰神农本草，三曰素女脉诀……非是三者，不可以言医。故记礼者有云：医不三世，不服其药也。"在宋濂的影响下，不少人又服于"三世之书"说。

然而，考"三世"一词，在《礼记》出现不止一次。就在《曲礼》中，还有"去国三世"句，郑玄注云："三世，自祖至孙。"按理，在同书的同一篇章之中，"三世"之义应当是一致的。由此可见，郑、孔两家对"三世"的认识实相符合。其将"三世"理解为"自祖至孙"，也合于春秋战国的用词习惯，如《荀子·礼论》云："有天下者事七世，有一国者事五世，有五乘之地者事三世，有三乘之地者事二世。"其所说的一世，亦作一代解。因而，将"三世"理解为"自祖至孙"，于理可合，有典可征。将"三世"解为祖孙三世世代相承，也符合中医的历史传承方式，与事合。不过，如结合古医学文献研究，则对"医不三世"能有更深、更确切的理解。考《素问》王冰注载《八素经》文，有岐伯语"我于僦贷季理色脉已三世矣"及"三世脉法"之说，更证明《礼记》所谓"医不三世"实是指三代传人无疑。当然，这三代人，也并非仅指祖孙三代，而更确切地说，乃是指僦贷季所传的色脉诊法。

【参阅】

《吕氏春秋·乐成》曾说："舟车之始见也，三世然后安之。夫开善岂易哉？"

《素问·六节藏象论》王冰注云："天师对黄帝曰：我于僦贷季理色脉

已三世矣。”

《黄帝内经素问·经脉别论》王冰注云："三世脉法，皆以三寸为寸、关、尺之分。"

《旧唐书·裴潾传》："高宗朝处士孙思邈者，精识高道，深达摄生所著《千金方》三十卷……其序论云：'凡人无故不宜服药。药气偏有所助，令人脏气不平。'思邈此言，可谓洞于事理也。或寒暑为寇，节宣有乖，事资医方，尚须重慎，故《礼》云：'医不三代，不服其药。'"

《侣山堂类辩·医以力学为先》："《记》云：'医不三代，不服其药。'许学士曰：'谓能读三代之书，予以为世代相传，又能读书好学，犹簪缨世胄，士之子而恒为士也。若仅守遗方，以为世传，何异按图索骥。夫天有四时之气，地有五方之异，人之百病，变幻多端，即如伤寒一证，有三百八十九法，可胶执遗方，能通变时疾乎？赵括徒读父书，尚至丧师败绩，况无遗书可读耶！守祖父之业而不好学者，可方草庐诸葛乎？伊川先生曰：'医不读书，纵成仓、扁，终为技术之流，非士君子也。'卢不远先生曰：'当三复斯语。'"

【原文】

有虞氏[1]养国老[2]于上庠[3]。

（《礼记·王制》）

【注释】

[1] 有虞氏：中远古部族名。居于蒲阪（今山西永济），其领袖舜。

[2] 国老：古代称告老回乡的卿大夫。孔颖达疏引熊氏曰："国老，谓卿大夫致仕者。"

[3] 上庠：西周的太学，起源于虞舜时代。郑玄云：上庠为大学，在王城西郊；下庠在东郊。一说上庠、下庠同在城郊太学内，实为一学，而有上、下堂之分。

【解读】

虞舜养退职告老的卿大夫于上庠，是当时的"养老"措施之一。

中药甘草，别名国老，是将甘草拟人化。陶弘景辑《名医别录》又称甘草为美草、蜜草，《本草经集注》云："国老，即帝师之称。虽非君，为君所宗，是以能安和草石而解诸毒也。"李时珍《本草纲目·草部》载甄权之言云："调和众药有功，故有国老之号。"宋辛弃疾《千年调》："寒与热，总随人，甘国老。"

【参阅】

《艺文类聚》引晋皇甫谧《帝王世纪》："帝有虞氏，姚姓也，目重瞳，故名重华，字都君，有圣德。始迁于负夏，贩于顿丘，债于传虚，家本冀州，每徙则百姓归之。尧于是见舜于贰宫，设飨礼，迭为宾主，南面而问政……使布五教于四方，舜于是有大功二十……老而命舜代己摄政。"

《广群芳谱》："甘草，一名国老……味甘平，无毒，最为众药之主。治七十二种乳石毒，解一千两百般草木毒。调和众药，故有国老之号。"

【原文】

孟春之月……祭先脾……食麦与羊，其器疏以达。

（《礼记·月令》）

【解读】

《月令》仲春之月、季春之月文与之同。又《吕氏春秋》承《礼记》之说，在《孟春纪》《仲春纪》和《季春纪》皆有"祭先脾……食麦与羊，其器疏以达"之文字。可见春三月皆如是。

《礼记·月令》郑玄注云："器疏者，刻镂之象物当贯土而出也。"《吕氏春秋》高诱注云："宗庙所用之器，皆疏镂通达，以象阳气之射出。"郑、高二氏之说可以互证。今观博物馆所藏上古文物礼器，器壁确实有镂刻疏通者。今日所见的实物，可证实《礼记》记载并非虚构。

《素问·五常政大论》曰："发生之纪，是谓启敨（古"陈"字）。土疏泄，苍气达。阳和布化，阴气乃随，生气淳化，万物以荣。其化生，其气美，其政散，其令条舒。"《礼记》记载春季的祭器"疏以达"，实即寓有"土疏泄，苍气达"的意思。

【原文】

昔者先王未有宫室，冬则居营[1]窟，夏则居橧巢[2]。未有火化，食草木之实、鸟兽之肉，饮其血，茹其毛[3]；未有麻丝，衣其羽皮。后圣有作，然后修火之利，范[4]金合土，以为台榭、宫室、牖户；以炮以燔，以亨[5]以炙，以为醴酪；治其麻丝，以为布帛。以养生送死。

（《礼记·礼运》）

【注释】

[1]营：营造。

[2]橧巢：聚柴薪以作居巢。

[3]饮其血，茹其毛：茹，吃。茹毛饮血，谓生食禽兽。

[4]范：模子。

[5]亨（pēng）：烹的本字。

【解读】

《礼记》记述先民的劳动创造，改变了茹毛饮血的时代，使人类步入文明。其中，更多地关系到卫生和健康的问题。而医药的肇始也在于此时。

【原文】

三十而有室。

二十而嫁。有故，二十三年而嫁。

（《礼记·内则》）

【解读】

男子三十岁而娶，女子二十岁而嫁。传为周代社会婚嫁的制度的规定。但也有女子因故而较晚出嫁的，可见在当时也有一定的灵活性，而并非一成不变。

【原文】

昔者，周公朝诸侯于明堂[1]之位……明堂也者，明诸侯之尊卑也。

（《礼记·明堂位》）

【注释】

[1] 明堂：古天子宣明政教的地方。凡朝会、祭祀、庆赏、选士、养老、教学等大典，均在其中举行。

【解读】

明堂，为古天子宣明政教，朝会诸侯的场所。

相传黄帝与其臣岐伯、雷公讨论医理也在明堂。《素问·著至教论》曰："黄帝坐明堂，召雷公而问之曰：'子知医之道乎？'"

古时，明堂之制十分简朴。《晏子春秋·内篇·谏下》云："明堂之制，下之润湿不能及也，上之寒暑不能入也。土事不文，木事不镂，示民知节也。"

【参阅】

孙星衍注《晏子春秋》引《淮南子》高诱注曰："明堂，王者布政之堂，上圆下方，堂四出，各有左右房，谓之'个'，凡十二所。王者月居其房，告朔朝历，颁宣其令，谓之明堂。其中可以序昭穆，谓之太庙；其上可以望氛祥、书云物，谓之灵台；其外圆似璧，谓之辟雍。诸侯之制，半天子之宫。"（原注为：其外圆，似辟雍。诸侯之制半天子，谓之泮宫。）

【原文】

冬十一月，荀跞、韩不信、魏曼多奉公[1]以伐范氏、中行氏，弗克。

二子[2]将伐公，齐高疆曰："三折肱知为良医。唯伐君为不可，民弗与也。我以伐君在此矣，三家[3]未睦，可尽克也。克之，君将谁与？若先伐君，是使睦也。"弗听，遂伐公。国人助公，二子败，从而伐之。

（《春秋左传·定公十三年》）

【注释】

［1］公：指晋定公。

［2］二子：指范氏和中行氏。

［3］三家：指荀跞、韩不信和魏曼多。

【解读】

"三折肱知为良医"，历来视其为名言。人们有不同的理解，或以为是病者屡折其臂，如王棠《知新录》说："三折肱知为良医，谓屡折其臂，能参考其方之优劣也。"或认为是医者三折其臂，因而获得自身实践经验而终成良医。其义同"九折臂"，《楚辞·九章·惜诵》云："九折臂而成医兮，吾至今而知其信然。"比喻阅历多，经验丰富。

然而，如果考察一下"三折肱知为良医"句的语言环境，可知齐高疆以"三折肱知为良医"为譬喻，主张趁荀跞等三家不和睦的时机，采取各个击破的战略，先后克之，使晋孤立，然后伐晋，可以成功。正如医生能有步骤地治疗病者而知其为良医一样。

【原文】

古者日在北陆[1]而藏冰，西陆[2]朝觌[3]而出之。其藏冰也，深山穷谷，固阴冱寒，于是乎取之。其出之也，朝之禄位，宾食丧祭，于是乎用之。其藏之也，黑牡[4]、秬黍[5]以享司寒[6]。其出之也，桃弧、棘矢[7]以除其灾。其出入也时。食肉之禄[8]，冰皆与焉。大夫命妇[9]丧

浴用冰。祭寒而藏之，献羔而启之，公始用之，火出而毕赋，自命夫命妇至于老疾，无不受冰。山人取之，县人传之，舆人纳之，隶人藏之。夫冰以风壮，而以风出。其藏之也周，其用之也遍，则冬无愆阳[10]，夏无伏阴[11]，春无凄风，秋无苦雨，雷出不震，无菑霜雹，疠疾不降，民不夭札。今藏川池之冰弃而不用，风不越而杀，雷不发而震，雹之为菑，谁能御之？《七月》之卒章[12]，藏冰之道也。”

（《春秋左传·昭公四年》）

【注释】

［1］北陆：星名，也称玄枵。在北方，二十八宿之一。《左传·昭四年》：“古者日在北陆而藏冰。”疏：“日在北陆，为夏之十二月也……于是之时，寒极冰厚，故取而藏之也。”

［2］西陆：昴宿所在的方位，也指昴宿。《太平御览·时序部》引《易通统图》：“日行西方白道曰西陆。”

［3］朝觌（dí）：朝见。

［4］牡：雄性鸟兽。

［5］秬黍：黑黍。

［6］司寒：司寒冷之神。

［7］桃弧棘矢：桃木弓和棘竹箭。古代祭神时所用。棘竹，篱竹。

［8］食肉之禄：指古代贵族。

［9］命妇：受帝王赐命的妇女。

［10］冬无愆阳：愆，过。冬无愆阳，谓冬温。

［11］夏无伏阴：谓夏寒。

［12］《七月》之卒章：指《诗·七月》的最后一章。

【解读】

《春秋左传》记载了古代的藏冰制度和仪式，用冰的对象，取冰藏冰人员的组织，以及藏冰用冰对于却暑防病、贮藏防腐等的作用。至于其与异常气候的关系，则为古人的臆测之言，不能验之于实际。

経子留读・医药医事篇

【参阅】

《周礼·天官冢宰》："凌人：下士二人，府二人，史二人，胥八人，徒八十人。……凌人掌冰正。岁十有二月，令斩冰，三其凌。春始治鉴，凡外内饔之膳羞，鉴焉。凡酒浆之酒醴亦如之。祭祀共冰鉴，宾客共冰，大丧共夷盘冰。夏颁冰，掌事。秋刷。"

《诗经·豳风·七月》："二之日，凿冰冲冲。三之日，纳于凌阴。四之日，其蚤献羔祭韭。九月肃霜，十月涤场。朋酒斯飨，曰杀羔羊。跻彼公堂，称彼兕觥，万寿无疆。"

【原文】

晋荀跞如周，葬穆后，籍谈为介[1]。既葬，除丧，以文伯宴，樽[2]以鲁壶。王曰："伯氏，诸侯皆有以镇抚王室，晋独无有，何也？"文伯揖籍谈，对曰："诸侯之封也，皆受明器于王室，以镇抚其社稷，故能荐彝器于王。晋居深山，戎狄之与邻，而远于王室。王灵不及，拜戎不暇，其何以献器？"

王曰："叔氏，而忘诸乎？叔父唐叔，成王之母弟也，其反无分乎……夫有勋而不废，有绩而载，奉之以土田，抚之以彝器，旌之以车服，明之以文章，子孙不忘，所谓福也。福祚之不登，叔父焉在？且昔而高祖孙伯黡，司晋之典籍，以为大政，故曰籍氏。及辛有之二子董之晋，于是乎有董史。女[3]，司典之后也，何故忘之？"籍谈不能对。宾出，王曰："籍父其无后乎！数典而忘其祖。"

（《春秋左传·昭公十五年》）

【注释】

[1] 介：副。《左传·昭公元年》："伍举为介。"杜预注："介，副也。"

[2] 樽：酒器。

[3] 女：通"汝"。

【解读】

籍谈，春秋晋大夫，字叔。为荀跞副使，至周，参加穆后葬礼。后文伯宴会，以鲁壶为酒樽。周王问：伯氏诸侯都献彝器，独晋无有，何故？籍谈辩说晋不献器的原故。周王反驳其说，指出其祖先是周成王的母弟，因勋绩有封地，当然也有彝器，子孙不忘，是其福分。而且，籍谈的高祖掌管晋的典籍，故称籍氏。既为司典的后裔，却忘了祖先的名分。因而，周王说他"数典而忘祖"。成语"数典忘祖"出于这一故事。

祖国医药学源远流长，博大精深，保障了中华民族的繁衍昌盛。随着世界文明的发展，东西方文化思想交流汇通，促进了科学技术的发展。但却有人以偏狭之见歧视中医药，甚至欲否定其成就和作用，这无异于是"数典忘祖"，其教训值得引为鉴戒。

【原文】

吴王夫差[1]败越于夫椒[2]，报槜李也。遂入越。越子[3]以甲楯五千，保于会稽，使大夫种[4]因吴大宰嚭[5]以行成。吴子将许之，伍员[6]曰："不可。臣闻之：树德莫如滋，去疾莫如尽。"……弗听，退而告人曰："越十年生聚[7]，而十年教训。二十年之外，吴其为沼[8]乎！"

（《春秋左传·哀公元年》）

【注释】

[1] 夫差：(？—前473) 春秋末吴国君，吴王阖闾之子。初在夫椒打败越兵，破越都，越屈服。后又败齐兵，与诸侯会盟。与晋争霸，越兵乘虚而攻入吴都。后越再兴兵灭吴，夫差自杀。

[2] 夫椒：吴山名，一名夫椒山。一说即江苏太湖洞庭西山，一说为太湖马迹山，又说为浙江绍兴西北之夫山。

[3] 越子：指越王勾践。

[4] 大夫种：越大夫文种。

[5] 嚭：吴大宰伯嚭。

［6］伍员：春秋时吴国大夫伍员，字子胥（？—前484），楚大夫伍奢之子。楚平王杀奢，伍员逃至吴，助阖闾刺杀吴王僚，夺取王位。后攻入楚都。吴王夫差时，劝王拒绝越国求和并停止伐齐，渐被疏远，吴王赐剑命其自杀。

［7］生聚：繁殖人口，积聚物力。

［8］沼：《左传·哀公元年》："越十年生聚，而十年教训。二十年之外，吴其为沼乎！"杜预注："谓吴宫室废坏，当为污池。"

【解读】

春秋时，吴越之战，越兵败吴于槜李，吴王阖闾受伤而死。之后吴王夫差发兵报仇，败越人于夫椒。越王五千楯甲保卫会稽，同时派遣大夫文种同吴大宰伯嚭求和，夫差将许诺，伍员谏曰"不可"，并讲述了"树德莫如滋，去疾莫如尽"的名言。吴王不听，伍员遂有"二十年之外，吴其为沼乎"的感叹。

"树德莫如滋，去疾莫如尽"，对医药界影响十分深远，后世各地有不少药店以"树德堂"为名，实也本于伍子胥所说的话。

【原文】

初，晋献公[1]欲以骊姬[2]为夫人。卜[3]之不吉，筮[4]之吉。公曰："从筮。"卜人曰："筮短龟长，不如从长。且其繇[5]曰：'专之渝[6]，攘公之羭[7]。一薰一莸[8]，十年尚犹有臭。'必不可。"弗听，立之。

（《春秋左传·僖公四年》）

【注释】

［1］晋献公：春秋时晋国君主。公元前676年～前651年在位。

［2］骊姬（？—前651）：春秋时骊戎之女，晋献公攻骊戎时得之，立为夫人。生奚齐，为献公所宠，欲立奚齐为太子，乃潜杀太子申生，并逐公子重耳、夷吾。献公死，奚齐继立，与骊姬并为大臣所杀。

［3］卜：占卜。古人用火灼龟甲取兆，据以推测吉凶。《左传·桓公

十一年》："卜以决疑，不疑何卜？"

[4] 筮：用蓍草占卦。《礼记·曲礼上》："龟为卜，策为筮。"

[5] 繇（zhòu）：通"籀"。卜兆的占词。

[6] 渝：改变。《诗·郑风·羔裘》："彼淇之子，舍命不渝。"

[7] 羭：本义为母羊，引申为美，杜预注："羭，美也。"孔颖达疏："羭是羊之名。美、善之字皆从'羊'，故羭为美也。"

[8] 一薰一莸：薰，香草；莸，臭草。比喻一善一恶。

【解读】

《左传》"一薰一莸，十年尚犹有臭"，言善易消，恶难除，其后果不堪。"一薰一莸"，后世作为成语。

薰为香草，莸属臭草。历来有以莸为香草的认识，属误。今《中药大辞典》以兰香草的异名为"莸"，亦沿误说。

按《本草拾遗》载莸草。在《别录》称马唐，能"调中，明耳目"。李时珍《本草纲目》谓其性味甘寒无毒，说："莸，消水气，湿痹，脚气，顽痹，虚肿，小腹急，小便赤涩。并合赤小豆煮食……绞汁服，止消渴；捣叶，傅毒肿。"

李时珍还说："其气腐臭，故谓之莸。莸者腐也，朽木臭也。此草茎颇似蕙而臭，故《左传》云'一薰一莸，十年尚犹有臭'是也。孙升《谈圃》以为香薷者，误矣。"

【参阅】

宋孙升述、刘延世录《孙公谈圃》："汀洲地多香草，闽人呼为'香莸'……《左传》言'一薰一莸，十年尚有臭'。杜预注：'莸，臭草也。'……颜籀曰：'薰，香草也。'左氏以薰为莸，是不得为香草。今香草自甲坼至花时，投毂俎中馥然，谓之臭草可乎？按《本草》香薷'……味辛'。注云'家家有之，主霍乱'。今医家用香草正疗此疾，味亦辛。但淮南为香草，闽中呼为香莸。此非，当以《本草》为证。"

【原文】

晋人谋去故绛[1]，诸大夫皆曰："必居郇[2]、瑕[3]氏之地，沃饶而近盬，国利君乐，不可失也。"韩献子将新中军，且为仆大夫。公[4]揖而入，献子从。公立于寝庭，谓献子曰："何如？"对曰："不可。郇、瑕氏土薄水浅，其恶易觏。易觏则民愁，民愁则垫隘[5]，于是乎有沉溺[6]重膇[7]之疾。不如新田，土厚水深，居之不疾，有汾[8]、浍[9]以流其恶，且民从教，十世之利也……"公说，从之……晋迁于新田[10]。

（《春秋左传·成公六年》）

【注释】

[1]故绛：绛，古邑名，春秋晋地。在今山西冀城东。晋穆侯自曲阜迁都于此，孝公改绛为冀，献公增筑为城。公元前582年，景公迁于新田，也称为绛，因称冀为故绛。

[2]郇：古国名，姬姓，文王之子封于此。在今山西临猗。春秋时为晋地。

[3]瑕：春秋晋邑，在今山西临猗西南。

[4]公：指晋景公（前599～前582在位）。

[5]垫隘：垫，低下；隘，狭小。

[6]沉溺：湿疾。

[7]重膇：脚肿。

[8]汾：汾河。在山西中部。黄河第二大支流。源出宁武县管涔山，南流到曲沃折向西，在河津县西入黄河。

[9]浍：浍河。安徽省北部有浍河，而"汾、浍"之"浍"在山西。

[10]新田：古邑名，在今山西侯马。春秋晋景公自绛迁都于此，亦称绛或新绛。

【解读】

晋都在绛，晋景公谋迁都，诸大夫建议迁至郇、瑕，韩献子提出不同意见，认为郇、瑕"土薄水浅"，民多湿疾脚肿，其害显见。后遂迁至

"土厚水深"的新田。

土薄水浅，民多地方性疾病，因而不宜迁都于此。可见春秋时人对生态环境之重视。

【参阅】

陈虞贯《保生要录》："《传》曰：'土厚水深，居之不疾。'故人居处，随其方所，皆欲土厚水深。土欲坚润而黄，水欲甘美而澄。"

【原文】

晋侯[1]有疾，郑伯[2]使公孙侨[3]如晋聘，且问疾。叔向问焉，曰："寡君之疾病，卜人曰'实沈、台骀为祟'。史[4]莫之知，敢问此何神也？"子产曰："……实沈，参[5]神也。……台骀，汾[6]神也。抑此二者，不及君身。山川之神，则水旱疠疫之灾，于是乎禜之；日月星辰之神，则雪霜风雨之不时，于是乎禜之。若君身，则亦出入、饮食、哀乐之事也，山川、星辰之神又何为焉？侨闻之，君子有四时：朝以听政，昼以访问，夕以修令，夜以安身。于是乎节宣其气，勿使有所壅闭湫底[7]，以露其体。兹心不爽，而昏乱百度。今无乃一之，则生疾矣。侨又闻之，内官不及同姓，其生不殖，美先尽矣，则相生疾，君子是以恶之。故《志》曰：'买妾不知其姓，则卜之。'违此二者，古之所慎也。男女辨姓，礼之大司也。今君内实有四姬焉，其无乃是也乎？若由是二者，弗可为也已。四姬有省犹可，无则必生疾矣。"

……晋侯闻子产之言，曰："博物君子也。"

（《春秋左传·昭公元年》）

【注释】

[1]晋侯：春秋时晋平公（前557～前531年在位）。

[2]郑伯：春秋时郑简公（前565～前529年在位）。

[3]公孙侨：春秋郑大夫，字子产，柄国四十余年，晋、楚不能加兵。

［4］史：官名，商代设置，原为守外的武官，后为在王左右的史官，掌祭祀、记事等。

［5］参：星名，二十八星宿之一。

［6］汾：汾水，汾河。在山西省，为黄河第二大支流。

［7］湫底：低洼见底。

【解读】

晋侯之病，卜人认为是山川、星辰之神作祟。公孙侨子产指出，晋侯之病，无关于山川、星辰之神，而当为起居、饮食、情志所致。但推究病因，实也不属于此。听说晋侯有与其同姓的姬妾四人，违反了婚姻男女辨姓的规定。古人认为"内官不及同姓，其生不殖"，晋侯的疾病也是因此而成的。

春秋时代，诸侯国属地范围很小，同姓男女往往出于一族，古人认识到"同姓，其生不殖"这种同姓婚姻所造成的危害，故有"男女辨姓"的规定。

【参阅】

《礼记·曲礼》："取妻不取同姓，故买妾不知其姓，则卜之。"

【原文】

则宝出之内藏，藏之外府。

（《春秋公羊传·僖公二年》）

【解读】

"内藏"与"外府"相对而称，而有关联。所谓"内藏"，本指内库。古人将人的一身比为一国。国有内藏之设，人亦有"内藏"之称。《灵枢经·本藏》："视其外应，以知其内藏，则知所病矣。"《素问·金匮真言论》："言人身之藏府中阴阳，则藏者为阴，府者为阳。"医学上的"藏府"，后写作"脏腑"。

《春秋公羊传》的记载，亦可作为医学上所称"藏府"缘原之佐证。

【原文】

晋献公二年春，周惠王居于郑。郑人入王府……蜮射人。

（《竹书纪年·晋纪》）

【解读】

公元前 675 年，为春秋时晋献公二年，即郑厉公五年，周惠王二年。据历史记载，公元前 806 年，周宣王封其弟于郑（今陕西华县东）。至公元前 770 年，郑武公建立郑国。故后来有"周惠王居于郑"之事。

蜮，又名短狐、射工。古人传说其能含沙射水，致人于病。

晋葛洪《肘后备急方》《抱朴子》均有射工毒人的记载。按《竹书纪年》所记史事，至公元前 299 年为止。晋献公二年为公元前 675 年，而葛洪生卒年代为公元 281—341 年，前后相距千年，故《竹书纪年》记"蜮射人"，文献虽简，但较葛洪早得多。

【参阅】

《肘后备急方》："江南有射工毒虫，一名短狐，一名蜮。常在山间水中，人行及水浴，此虫口中横骨角弩，唧以射人形影则病，其诊法。初得或如伤寒，或似中恶，或口不能语，或恶寒热，四肢拘急，旦可暮剧。困者三日齿间血出，不疗即死。"

【原文】

黄帝作钻鐩[1]生火，以熟荤臊，民食之无兹胃[2]之病，而天下化[3]之。

（《管子·轻重》）

【注释】

[1]鐩：同"燧"。古代取火器。

[2]兹胃：兹，通"滋"。胃，即胃。兹胃，意为产生于胃部。

[3]化：改易风俗习惯。《管子·七法》："渐也，顺也，靡也，久也，服也，习也，谓之化。"

【解读】

火的发明使用是人类文明史上的大事。上古之民茹毛饮血，生食而多疾病。相传黄帝钻燧取火，民始知熟食，于是肠胃疾病减少，也从此而逐渐改变了人民在饮食方面的生活习惯。

黄帝，姬姓，号轩辕氏、有熊氏。少典子。在阪泉打败炎帝，又在涿鹿击杀蚩尤，从此而为部落联盟的领袖。相传养蚕、舟车、文字、音律、算数、医学等，都在当时发明。

《史记·孟荀传》驺衍之书"先序今以上至黄帝，学者所共术"，可知所谓黄帝的书籍，多出自阴阳家。

在汉代，凡说阴阳者必系之于黄帝。《淮南子》曰："黄帝生阴阳。"又云："世俗之人，多尊古而贱今，故为道者必托之于神农、黄帝，而后能入说。"

《汉书·艺文志》中阴阳、医卜之书，冠"黄帝"之名者，凡十余家，包括《黄帝内经》在内。中医学经典著作《黄帝内经》，托名黄帝与岐伯等君臣问对，讨论医理，而多以阴阳五行之说。正如刘向所说："言阴阳五行，以为黄帝之道也。"

【参阅】

《素问·上古天真论》："昔在黄帝，生而神灵，弱而能言，幼而徇齐，长而敦敏，成而登天。"（按：《史记》作"成而聪明"。）

王冰注："有熊国君少典之子，姓公孙……习用干戈，以征不享，平定天下，殄灭蚩尤。以土德王，都轩辕之丘，故号之曰轩辕黄帝。后铸鼎于鼎湖山，鼎成而白日升天，群臣葬衣冠于桥山，墓今犹在。"

《汉书·艺文志》阴阳家《黄帝泰素》，颜师古注引刘向《别录》云："言阴阳五行，以为黄帝之道也，故曰《泰素》。"《史记·孟荀传》谓驺衍之书'序今以上至黄帝，学者所共术'，则所谓黄帝之言，乃出自阴阳家，衍之徒欤？而黄帝之说则是阴阳五行，与道家'清虚以自守，卑弱以自持'为本者有异。"

【原文】

所谓养疾者，凡国都皆有掌养疾。聋、盲、喑、哑、跛躄、偏枯、握递，不耐自生者，上收而养之。疾，官而衣食之，殊[1]身而后止。此之谓养疾。……

所谓问疾者，凡国、都皆有掌病。士人有病者，掌病以上令问之。九十以上，日一问；八十以上，二日一问；七十以上，三日一问；众庶[2]五日一问。疾甚者以告，上身问之。掌病行于国中，以问病为事。此之谓问病。

（《管子·入国》）

【注释】

[1] 殊：死亡。王念孙《读书杂志·管子九》："《说文》：'殊，死也。'犹言殁身而后止也。"

[2] 众庶：众，众人、群众。

【解读】

《管子·入国》言"九惠之教"，其中有"养疾""问疾"，记载了当时齐国国都的医事制度。政府设"掌养疾"，掌管残疾人的收养，直至去世。"掌病"掌管患病士人和一般百姓的"问病"之事，根据其年龄按规定日期存问。

养疾、问疾制度，反映了春秋时代齐国国都的慈善、卫生事业的情况。这种制度在当时世界上实是最为文明和先进的。

【原文】

当春三月，萩[1]室熯造，钻燧易火，杼[2]井易水，所以去兹毒也。

（《管子·禁藏》）

【注释】

[1] 萩：蒿类，似艾多歧，即牛尾蒿。

[2] 杼：排泄。

【解读】

"禁藏于胸胁之内，而祸避于万里之外"，是本篇的起首语，故篇名"禁藏"，有"以此制彼"的意思。

《管子》也主张"顺天之时"。《禁藏》篇中当春三月，易火、易水以去其毒，是顺天时以讲求卫生的措施。

是篇的原注云："三月之时，阳气盛发，易生温疫。楸木郁臭，以辟毒气，故烧之于新造之室，以禳祓也。""四时易火，至春则取榆柳之火。春时之井，又当复杼之，以易其水。凡此，皆去时滋长之毒。"

按：萩，属蒿类。焚烧以其气辟疫，于理亦通，不必泥于旧解作"楸"。

【原文】

景公使晏子为东阿[1]宰[2]，三年，毁[3]闻于国。景公不悦，召而免之。晏子谢曰："婴知婴之过矣，请复治阿，三年而誉[4]必闻于国。"景公不忍，复使治阿，三年而誉闻于国。景公悦，召而赏之，辞而不受。

（《晏子春秋·内篇·杂上》）

【注释】

[1] 东阿：县名。在今山东省西部，南临黄河。《左传》庄十三年，公会齐侯盟于阿。张纯一校注《元和郡县志》："东阿县，汉旧县也，春秋时齐之阿地。"又引《太平寰宇记》："齐州禹城县，本春秋齐邑，谓祝柯，犹东柯也。古祝国，黄帝之后。"

[2] 宰：官名。殷代始置，西周时沿用，掌管王家内外事务，或在王的左右而赞王命。春秋时各国沿用，多称"太宰"。

[3] 毁：诽谤，说人坏话。

[4] 誉：称赞。

【解读】

春秋时，齐国的阿邑，《晏子春秋》称"东阿"，而晏子曾为东阿宰六年之久。

古东阿县有阿井（今在阳谷县阿城镇），阿井水与驴皮煎成驴皮胶，又名阿胶。

《神农本草经》《伤寒杂病论》皆载有阿胶。陶弘景《本草经集注序》认为"本经所出郡县，乃后汉时制，疑仲景、元化等所记"。但由《晏子春秋》可知，在春秋时早有"东阿"地名，秦、汉时仍沿用旧名。从而可知，东阿阿胶的创制，或在汉以前。

【原文】

子墨子曰："古之圣王[1]，欲传其道于后世，是故书之竹帛，镂之金石，传遗后世子孙，欲后世子孙法之也。"

（《墨子·贵义》）

【注释】

[1] 圣王：对黄帝的尊称。《尚书·洪范》："睿作圣。"孔传："于事无不通谓之圣。"

【解读】

古先民传道授业，初无文字记录，只是以口相传。《墨子》所说的镂之金石，书之竹帛，以传子孙，则是发明文字以后的事，从而改变了以口相传的陈规旧习，以期永久流传。

远古医学的传承也经历了这一过程。在《素问》中有一些文字，反映了上述情况。如《三部九候论》说："余闻九针于夫子，众多博大，不可胜数。余愿闻要道，以属子孙，传之后世，著之骨髓，藏之肝肺，歃血而受，不敢妄泄。"表示深藏不泄，非其人不授。但在《玉机真藏论》则写道："至数之要，迫近以微，著之玉版，藏之藏府，每旦读之，名曰《玉机》。"又在《玉版论要》中说："至数之要，迫近以微，著之玉版，命曰合《玉机》。"

此外，如《灵兰秘典论》记载："黄帝曰：'善哉！余闻精光之道，大圣之业，而宣明大道，非斋戒择吉日，不敢受也。'黄帝乃择吉日良兆，而藏灵兰之室，以传保焉。"由此而可见，古人传道授业，其慎重如此。

【原文】

唯人为难倍，然人有可倍也。昔者圣王为法曰："丈夫年二十，毋敢不处家[1]；女子年十五，毋敢不事人[2]。"此圣王之法也。圣王既没，于民次[3]也。其欲蚤[4]处家者，有所二十年处家；其欲晚处家者，有所四十年处家。以其蚤与其晚相践[5]，后圣王之法十年。若纯[6]三年而字，子生可以二三年矣。此不惟使民蚤处家而可以倍与？且不然已。

（《墨子·节用上》）

【注释】

[1] 处家：处，定。处家，定家。

[2] 事人：事，侍奉。旧称嫁人之意。

[3] 次：次第不等。

[4] 蚤：通"早"。下同。

[5] 践：相即。

[6] 纯：全，皆。

【解读】

国家人口的多少，当与物质财富的多寡相适应，也与医药卫生、战争与和平的环境相关。

《礼记》曰"三十而有室""二十而嫁"。但据《墨子》所载，古时还有过人二十而娶、十五而嫁的规定，然而到了后来，实际上有四十而未娶的情况。

婚嫁的早晚，明显影响社会生育率。可能在墨子当时，由于战争和婚嫁生育的延晚，致使人口不足，因而，提出了"使民早处家""人有可倍"的主张。

这段文字，反映了古代人口不足时的"计划生育"思想，与晚婚节育恰恰相反，正所谓因时而异。

【原文】

请成相，世之殃，愚暗愚暗堕贤良。人主无贤，如瞽^[1]无相何怅怅^[2]……！

观往事，以自戒。治乱是非亦可识，□□□□，托于成相以喻意。

（《荀子·成相篇》）

【注释】

［1］瞽：盲人。《诗·周颂·有瞽》："有瞽有瞽，在周之庭。"古以瞽者为乐官。《书·胤征》："瞽奏鼓。"

《淮南子·齐俗训》又称"瞽师"，云："瞽师之放意相物，写神愈舞，而形乎弦者，兄不能以喻弟。"

［2］怅怅：迷茫无见，不知适从貌。

【解读】

《成相篇》，《荀子》篇名，战国荀况作。共三首，均以"请成相"起首，因以名篇。

历来解说不一。唐杨倞注谓"成功在相"；王引之亦认为"相者，治也……成相者，成此治也"；卢文弨以为"相乃乐器……'请成相'，言请奏此曲也"。俞樾又据《礼记·曲礼》"春不相"郑注"相，谓送杵声"，认为"请成相"者，请成此曲也。王先谦以为"俞说近是"。

又据《中华大字典》："目接物曰相，故凡彼此交接皆曰相。其交接而扶助者，则为'相瞽'之相。"以及"相"还有"随""导""扶""助""佐""治"诸义的记载，可知凡扶助之人，以及盲人所持之杖，皆可谓之"相"。因而《成相篇》云"如瞽无相何怅怅"，"无相"即没有扶助的人，或盲人没有盲杖。盲人依杖行路，瞽师也用以"相"击节说唱。

"成相"，为当时流传的说唱歌谣形式，有基本的句式，可按一定节拍说唱。

《荀子·成相篇》叙述为君治国之道，间杂历史故事，对当时现实也有所批评。

《汉书·艺文志》载《成相杂辞》十一篇，今已佚。

1975 年，于云梦睡虎地秦墓出土的竹简中，发现一篇（共八十一节）与《荀子·成相篇》形式相近的作品。研究者认为即当时流传的成相辞。

有意思的是在中医经典著作《灵枢·九针十二原》《素问·八正神明论》中，皆有类似《成相篇》的唱辞。据此，亦可以断其为先秦之作。

以"成相"辞表达医学内容，在我国文学史和医学史上，均有重要的价值。

【参阅】

《灵枢·九针十二原》："粗守形，上守神。神乎神，客在门，未睹其疾，恶知其原？刺之微，在速迟。粗守关，上守机。机之动，不离其空……"

《素问·八正神明论》："请言形，形乎形，目冥冥。问其所病，索之于经。慧然在前，按之不得，不知其情故曰形。""请言神，神乎神，耳不闻。目明心开而志先，慧然独悟，口弗能言，俱视独见适若昏。昭然独明，若风吹云故曰神……"

【原文】

齐桓公微服[1]以巡民家。人有年老而自养者，桓公问其故，对曰："臣有子三人，家贫，无以妻之，佣未反。"桓公归，以告管仲，管仲曰："畜积有腐弃之财则人饥饿，宫中有怨女则民无妻。"桓公曰："善。"乃论宫中有妇人而嫁之。下令于民曰："丈夫二十而室，妇人十五而嫁。"

（《韩非子·外储说》）

【注释】

[1] 微服：为隐蔽身份而改穿平民的服装。

【解读】

齐桓公微服巡行，管仲体察民情，并下达婚嫁之令，可见当时齐国统治者善于从政。其"丈夫二十而室，妇人十五而嫁"，更改了《周礼》三十而娶、二十而嫁的婚嫁旧制，但实际上恐只是一纸空文，而难以实施。

【原文】

今或谓人曰："使子必智而寿。"则世必以为狂。夫智，性也；寿，命[1]也。性命者，非所学于人也，而以人之所不能为说[2]人，此世之所以谓之为狂也。

今巫祝之祝人曰："使若[3]千秋万岁。"千秋万岁之声聒耳，而一日之寿无征于人，此人所以简[4]巫祝也。

（《韩非子·显学》）

【注释】

[1] 命：在古时有多义。或指吉凶祸福，寿夭贵贱等命运；或指"天命"。在此指寿命。

[2] 说：通"悦"。

[3] 若：尔，汝。

[4] 简：简慢，怠慢。

【解读】

在战国时代，巫祝为了达到不可告人的目的而高呼"千秋万岁"，欺世者为了图名谋利而说能够使人"智且寿"。这种情况早为韩非所痛斥。岂知在千百年后，却竟然变本加厉地发生，不得不引人深思。

【原文】

神农[1]十七世有天下，与天下同之也。

（《吕氏春秋·慎势》）

【注释】

[1] 神农：高诱注："神农，炎帝也。农植嘉谷，化养兆民，天下号之曰神农。"

【解读】

《吕氏春秋》说神农"十七世"有天下，然而《太平御览》引《尸子》，《路史后纪》引《吕览》并作"七十世"。疑后者为文字之讹倒。另外，《礼记法疏》引《命历序》又云"神农八世"，《路史》记载十六帝名各不同。

由此可见，所谓"神农"者实非一世一人，推而论之，"神农"当是上古农耕社会的部落领袖，其传承有十余世。

因之，《神农本草》冠以"神农"之名，既本于神农氏始尝百草，始有医药的记载，也说明此书为古时数世医药经验的结晶。

【参阅】

《补史记三皇本纪》："（神农氏）以赭鞭鞭草木，始尝百草，始有医药。"

《搜神记》："神农以赭鞭鞭百草，尽知其平毒寒温之性。"

《淮南子·修务训》："（神农）尝百草之滋味，水泉之甘苦，令民知所辟就。当此之时，一日而遇七十毒。"

《世本》："神农和药济人。"

《通鉴外纪》："古者民有疾病，未知药石，炎帝始味草木之滋……尝一日而遇七十毒。神而化之，遂作方书，以疗民疾，而医道立矣。"

【原文】

仪狄作酒。

巫彭作医。

（《吕氏春秋·勿躬》）

【解读】

仪狄，传说中夏禹时的造酒者。《战国策·魏策》："昔者，帝女令仪狄作酒而美，进之禹，禹饮而甘之，遂疏仪狄，绝旨酒。曰：'后世必有以酒亡其国者。'"按《名义考》谓"帝女"之"帝"即禹。

酒的制造，既用于礼仪之需，又用于养生、医疗。《素问·汤液醪醴论》曰："自古圣人之作汤液醪醴者，以为备耳。"但如果"以酒为浆，以妄为常，醉以入房"（《上古天真论》），则其危害，真足以丧身亡国。

在原始社会各氏族部落中，都有巫师，职掌保护氏族、村社及其成员和牲畜、农作物不受"恶鬼"加害，驱赶致病作祟的妖邪，有相当高的地位。《吕氏春秋》记载"巫彭作医"，这是我国历史上巫参与医疗活动的开始，遂有巫医。巫医用符咒、驱神、祈祷等方法，结合祝由、药物、手术为人治病。春秋时代，巫和医逐渐分开。秦汉以后，贵医而贱巫。

【参阅】

《素问·汤液醪醴论》："帝曰：上古圣人作汤液醪醴，为而不用，何也？岐伯曰：自古圣人之作汤液醪醴者，以为备耳。夫上古作汤液，故为而弗服也。中古之世，道德稍衰，邪气时至，服之万全……当今之世，必齐毒药攻其中，镵石针艾治其外也。"

《素问·移精变气论》："黄帝问曰：余闻古之治病，惟其移精变气，可祝由而已。今世治病，毒药攻其内，针石治其外。"

《类经·论治类》："末世奸徒，借神鬼为妖祥，假符祝为欺诳。今之人既不知祝由之法自有一种当用之处，乃欲动辄赖之，信为实然，致有妄言祸福而惑乱人心者，有禁止医药而坐失机宜者……此之为害，未可枚举，其不为奸巫所窃笑者几希矣。故曰'拘于鬼神者，不可与言至德'，又曰'信巫不信医，一不治也'。"

【原文】

昔陶唐氏[1]之始，阴多滞伏而湛积，水道壅塞，不行其原。民气郁阏[2]而滞着，筋骨瑟缩[3]不达，故作为舞以宣导[4]之。

（《吕氏春秋·古乐》）

【注释】

[1]陶唐氏：即帝尧。尧初居于陶，后封于唐，为唐侯，故称陶唐。《书·五子之歌》："惟彼陶唐，有此冀方。"《史记·五帝纪》："帝尧为陶唐，帝舜为有虞。"

[2]阏：阻塞。

[3]瑟缩：收缩，敛缩。

[4]宣导：谓发抒导引使之畅快。

【解读】

音乐、舞蹈的产生，与上古先民的生活活动密切相关。《吕氏春秋·古乐》记载早在尧帝之初，阴气积滞，水道阏阻，以致人民血气郁滞，筋骨不舒。因而尧帝作舞，以作为宣导之法。这也是运动防病的先例。

古有导引之术，隋代巢元方《诸病源候论》"补养宣导方"用导引法防治诸病，实皆渊源于此。

【原文】

中藏，圣也。

（《吕氏春秋·当务》）

意而中藏者，圣也。

（《淮南子·道应训》）

【解读】

《吕氏春秋》和《淮南子》，都称"中藏"为"圣"。

南宋郑樵《通志·艺文略》载录《中藏经》一卷，陈振孙《直斋书录解题》说是"汉谯郡华佗元化撰"。至于此书为何名为《中藏经》，历来很少有解说。唯日本医学家丹波元胤《医籍考》按语以为："是书名'中藏'者，取宝而藏之之义。"并引《后汉书·百官志》曰："中宫私府令一人，六百石。"注："官者，主中藏币帛诸物。"又《盖勋传》曰：'多出中藏财物以饵士。'注："中藏，犹内藏也。"

对于丹波氏的考证，看来尚为一说。今读《吕氏春秋》和《淮南子》文，称"中藏"为"圣"，于是《中藏经》的"中藏"又多一义。

【原文】

日中有踆乌[1]，而月中有蟾蜍。

（《淮南子·精神训》）

【注释】

[1] 踆乌：踆，蹲。踆乌，古代传说太阳中的三足乌。

【解读】

日中有乌鸟，月中有虾蟆与兔，其传说已久，在汉代最为盛传。今长沙马王堆出土的汉墓帛画中有日月图，日中绘有三足乌，月中绘有蟾蜍。

王充《论衡·顺鼓》："月中之兽，兔、蟾蜍也。"《参同契》曰："蟾蜍与兔魄，日月气双明。"

《太平御览》引《抱朴子》曰："黄帝医经有虾蟆图，言月生始二日，虾蟆始生，人亦不可针灸其处。"据此，则此书当为汉代人所著。

考《隋书·经籍志》载录《黄帝针灸虾蟆忌》一卷（存），《旧唐书·经籍志》又有徐悦《龙衔素针经并孔穴虾蟆图》（佚）。

据日人丹波元胤《医籍考》记载："太医和气氏奕世所传，有《黄帝虾蟆经》轴子一卷，盖此书（即《黄帝针灸虾蟆忌》）也，首举虾兔图、随月生毁日月蚀避灸刺法，次载灸刺避忌法八门。"

【原文】

何谓五星？东方，木也……其神为岁星，其兽苍龙[1]……南方，火也……其神为荧惑，其兽朱鸟[2]……中央，土也……其神为镇星，其兽黄龙……西方金也……其神为太白，其兽白虎……北方，水也……其神为辰星，其兽玄武……

（《淮南子·天文训》）

所谓天数者，左青龙，右白虎，前朱雀，后玄武。

（《淮南子·兵略训》）

【注释】

[1] 苍龙：即青龙。

[2] 朱鸟：即朱雀。

【解读】

《淮南子·兵略训》高诱注："角、亢为青龙；参、井为白虎；星、张为朱雀；斗、牛为玄武。"乃指其星座名。

《淮南子》成书于汉初，则当时已有道家"左青龙，右白虎，前朱雀，后玄武"的记载，而兵家也有此说。

其实在汉、晋时期，医家也曾采用之。

在清末，河北威县医师张偓南得原题梁陶弘景所撰的《辅行诀脏腑用药法要》。其书记载："弘景曰：外感天行，经方之治有二旦、六神大小等汤。昔南阳张机，依此诸方，撰为《伤寒论》一部，疗治明悉，后学咸尊奉之。"所说的六神大小汤，为小青龙汤、大青龙汤，小白虎汤、大白虎汤，小朱雀汤、大朱雀汤，小玄武汤、大玄武汤，小勾陈汤、大勾陈汤，小腾蛇汤、大腾蛇汤。弘景还说："白虎者，收重之方，以石膏为主；朱鸟者，清滋之方，以鸡子黄为主；玄武者，温渗之方，以附子为主。此六方者，为六合之正精，升降阴阳，交互金木，既济水火，乃神明之剂也。张机撰《伤寒论》，避道家之称，故其方皆非正名也，但以某药名之，以推主为识之义耳。"

可知，《伤寒论》中的大小青龙汤、白虎汤、黄连阿胶鸡子黄汤和真武汤等，都是仲景依古经方而成。其方名，实皆取自古天文学的青龙、朱雀、白虎、玄武诸名称。

【原文】

圣王以治民，造父[1]以治马，医骆以治病，同材而各自取焉。

（《淮南子·缪称训》）

【注释】

[1] 造父：古之善御者，周穆王使之御，西巡狩，乐之忘归。而徐偃王反，造父御穆王日驰千里，大破之。乃赐造父以赵城，由此为赵氏。

【解读】

医骆，越医。骆越，为古越人的一支，相传周庄王时已建立文郎国。周末为蜀王子泮征服，泮自称安阳王，统辖骆越之民。汉初，骆越役属于南越王赵佗。武帝时降汉。其后人有一部分发展为今之傣、黎、壮等民族。

《淮南子》以"医骆"与"圣王""造父"并称，可见医骆在古时曾负重名。可惜今人只知医和、医缓和扁鹊，而不知有"医骆"。因而，《淮南子·缪称训》的记载值得重视，可补古医史之未备。

【原文】

兒说[1]之为宋王解闭结也，此皆微眇[2]可以观论[3]者。

（《淮南子·说山训》）

【注释】

[1] 兒（ní）说：古人名。

[2] 微眇：谓深奥精妙。

[3] 观论：观，示人。观论，示人以为论说。

【解读】

兒说为宋王解闭结，是春秋时的一则故事。《淮南子·说山训》的记载语焉不详，在其他先秦著作中亦未见详载。在古医籍中也有解结之论，如《灵枢·九针十二原》说："今夫五藏之有疾也，譬犹刺也，犹污也，犹结也，犹闭也。刺虽久，犹可拔也；污虽久，犹可雪也；结虽久，犹可解也；闭虽久，犹可决也。或言久疾之不可取者，非其说也。"其中，"结虽久，犹可解也"，或是运用了兒说为宋王解闭结的典故。

又李杲《珍珠囊指掌》论用药法云："又如理丝，缓则可清其绪，急则愈坚其结矣。"

按古人解结有专门用具，《诗·卫风·芄兰》："芄兰之支，童子佩觿。"觿是解结的工具，用象、骨或玉制成，形似锥，也用作佩饰。

【参阅】

《灵枢·刺节真邪》："六经调者，谓之不病，虽病，谓之自已也。一经上实下虚而不通者，此必有横络盛加于大经，令之不通。视而泻之，此所谓'解结'也。"

【原文】

武王[1]荫[2]暍人[3]于樾下[4]，左拥而右扇之，而天下怀其德。

（《淮南子·人间训》）

【注释】

[1]武王：周武王姬发。继承周文王遗志，联合各族，率军东征，克服中原，灭商，建立西周王朝。

[2]荫：荫庇。

[3]暍人：暍，暑热。暍人，中暑的人。

[4]樾下：樾，两木交聚而成的树荫，亦指成荫之树。樾下，树荫下。

【解读】

《淮南子·人间训》的这段文字，是古书中关于救护中暑病人的记载。

喝人，指中暑病人。张仲景《金匮要略·痉湿暍病脉证治》："太阳中热者，暍是也。"暍，即暑热。

【原文】

扁鹊，卢人也，而医多卢。

《法言·重黎》

【解读】

卢城在今山东省。

唐段成式《酉阳杂俎》："卢城之东，有扁鹊冢，云魏时针药之士以厄腊祷之，所谓卢医也。"

《列子·力命篇》载季梁得疾大渐，其子请三医，即矫氏、俞氏、卢氏。矫谓：乃"寒温不节，虚实失度，病由饥饱色欲。精虑烦散，非天非鬼，虽渐可攻也"。季梁曰："众医也！亟屏之。"俞曰："始则胎气不足，乳湩有余，病非一朝一夕之故，其所由来渐矣，弗可已也。"季梁曰："良医也！且食之。"卢曰："疾不由天，亦不由人，亦不由鬼，禀生受形，既有制之者矣，亦有知之者矣，药石其如汝何？"季梁曰："神医也！重贶遣之。"俄而季梁之疾自瘳。三医所论，卢氏为上。或谓后世称高明三医为"卢医"即源于此，又把"卢医"与扁鹊合称"卢扁"。

【参阅】

《史记·扁鹊仓公列传》："扁鹊者，勃海郡郑人也，姓秦氏，名越人。少时为人舍长。舍客长桑君过……乃出怀中药予扁鹊：'饮是以上池之水，三十日当知物矣。'乃悉取其禁方书，尽与扁鹊……扁鹊以其言饮药三十日，视见垣一方人。以此视病，尽见五藏癥结，特以诊脉为名耳。为医或在齐，或在赵，在赵者名扁鹊。"

《史记正义》引《黄帝八十一难》序云："秦越人与轩辕时扁鹊相类，仍号之为扁鹊。又家于卢国，因命之曰卢医也。"

【原文】

帝王治世，百代同道。人民嫁娶，同时共礼。虽言男三十而娶，女二十而嫁，法制张设，未必奉行。何以效之？以今不奉行也。礼乐之制，存见于今，今之人民，肯行之乎？今人不肯行，古人亦不肯举。以今之人民，知古之人民也。

（《论衡·齐世》）

【解读】

从王充《齐世》篇记载可知，古时有"人民嫁娶，同时共礼"的举措。今少数民族地区犹存古俗，如同现代所行的集体婚礼。

《周礼》《礼记》虽有男子三十而娶、好二十而嫁的记载，王充由今测古，认为礼乐之制虽存，而今人不肯奉行，可知在古代也未必奉行。

《论衡》的论述，反映了社会历史的实际情况。

【原文】

范蠡[1]、计然[2]曰："太岁[3]在于水，毁；金，穰；木，饥；火，旱。"夫如是，水旱饥穰，有岁运也。岁直[4]其运，气当其世，变复之家，指而名之。人君用其言，求过自改。

……变复之家，不推类验之，空张法术惑人君……如非政治，是运气也。运气有时，安可请求？……天之运气，非政所致。夫天之运气，时当自然，虽雪祭[5]请求，终无补益。而世又称汤以五过祷于桑林，时立得雨。夫言运气，则桑林之说绌[6]；称桑林，则运气之论消。

（《论衡·明雩》）

【注释】

[1]范蠡：春秋末越国大夫。越为吴败，随越王勾践至吴国为质。

回越后刻苦图强，终灭吴国。

[2] 计然：春秋战国时人，名研，范蠡师。一说《计然》为范蠡所著书篇名。《史记·货殖列传》："计然之策七，越用其五而得意。"

[3] 太岁：旧历纪年所用值岁干支的别名。

[4] 直：值。

[5] 雩祭：古时为求雨而举行的祭祀。

[6] 绌：排除。

【解读】

相传春秋时代，范蠡有据天文星象占候水旱饥穰之说。"变复之家"联系政治，以说君王，君王信其言论，祷告于天，以求改过。王充辩说："天之运气，时当自然。"与政治无关，祭求无益。

从《明雩》的文字可以看出，王充在此记载了"岁运"，即"岁直其运，气当其世"的问题，又提出了"运气"和"运气之论"等概念。显然，这与《素问》运气学说的渊源有必然联系。由此可见，日本丹波元胤《医籍考》考证运气学说的渊源，其所谓"其起于隋以后，确乎可知矣"的结论，是值得商榷的。

【参阅】

《医籍考》："运气之说，出于王冰补《素问》七篇，而见于褚澄遗书。然则运气之说，起于六朝间者乎？褚书盖萧渊所依托也。隋萧吉《五行大义》，上自经传，下至阴阳医卜之书，凡言涉五行者，莫不蒐辑。特至五运六气，胜复加临之义，则片言只字，无论及者。其起于隋以后，确乎可知矣！其说凑合纬、医二书所立，自是一家言，未知创于何人。"

【原文】

世信祭祀，谓祭祀必有福；又然解除，谓解除必去凶……病人困笃，见鬼之至……夫解除所驱逐鬼，与病人所见鬼无以殊也；其驱逐之，与战斗无以异也……

解逐之法，缘古逐疫之礼也。昔颛顼氏有子三人，生而皆亡，一居江水为虐鬼，一居若水为魍魉，一居欧隅之间主疫病人。故岁终事毕，驱逐疫鬼，因以送陈、迎新、内吉也。世相仿效，故有解除。夫逐疫之法，亦礼之失也。

……夫论解除，解除无益；论祭祀，祭祀无补；论巫祝，巫祝无力。竟在人不在鬼，在德不在祀，明矣哉！

（《论衡·解除》）

【解读】

据王充记载，在东汉之时，若病人重笃，谵妄见鬼，有所谓"解除"逐鬼之法。王氏以为，其法仿效古代的"逐疫之法"，属古"礼"之一，故又称"逐疫之礼"。其实这种仿效本是一种失误，因为巫祝祭祀、解除逐鬼始终无补于事，无益于治。

【原文】

充以元和三年[1]徙家，辟诣[2]扬州……章和二年[3]，罢州家居，年渐七十……庚辛域际[4]，虽惧终徂[5]，愚犹沛沛[6]，乃作《养性》之书，凡十六篇。养气自守，适时则酒，闭明塞聪，爱精自保，适辅服药引导，庶冀性命可延，斯须[7]不老。

（《论衡·自纪》）

【注释】

[1] 元和三年：公元 86 年。元和，东汉章帝刘炟年号。

[2] 辟诣：辟，征召。诣，往。

[3] 章和二年：公元 88 年。章和，东汉章帝年号。

[4] 庚辛域际：庚寅、辛卯年间，公元 90～91 年。

[5] 徂：通"殂"，死亡。

[6] 沛沛：充盛貌。

[7] 斯须：须臾。实言短少。

【解读】

王充反对道术之流服药成仙之妄说，但也注重养性之道。其晚年自纪"作养性之书，凡十六篇"。而且躬自实践，"养气自守，适食则酒，闭明塞聪，爱精自保，适辅服药引导"，诸多方法，与养生家无异。可惜其养性书未能传世。

【原文】

五代[1]建侯[2]，开国成家，传嗣百世，历载千数，皆以能当天官[3]，功加百姓。周公东征[4]，后世追思；召公甘棠[5]，人不忍伐。见爱如是，岂欲私害之者哉？此其后之封君[6]多矣，或不终身，或不期月，而莫陨坠，其世无者，载莫盈百，是人何也哉！

（《潜夫论·忠贵》）

【注释】

[1]五代：指唐、虞和夏、商、周。唐，即陶唐氏，尧为其领袖。虞，即有虞氏，舜为其领袖。

[2]建侯：建立封侯制度。

[3]天官：官名。为"天官冢宰"的简称。《周礼》六官，称冢宰为天官，为百官之长。

[4]周公东征：周公，西周初年政治家。姬姓，名旦，周文王之子，武王之弟。因采邑在周，称周公。曾助武王灭商。武王死，成王年幼，由其摄政。弟管叔、蔡叔、霍叔等不服，反叛，周公出师东征，平定叛乱，大规模分封诸侯，并营建洛邑为东都。

[5]召公甘棠：召公，姬姓，名奭。采邑在召。曾佐武王灭商，封于燕。周成王时任太保，与周公旦分陕而治。成王去世，以遗命授康王。相传召伯（即召公）巡行南国，以布文王之政，舍于甘棠之下。后人思其德，故爱其树而不忍伤之，作《诗·甘棠》。

[6]封君：古时领受封邑的贵族。《汉书·食货志下》："封君皆氏首

仰给焉。"颜师古注："封君，受封邑者，谓公主及列侯之属也。"

【解读】

王符《潜夫论》回顾唐、虞、夏、商、周五代的历史，认为当时的贵族多"开国成家"，能当天官，而功加百姓，因而其子嗣传百世而不绝。然而在此以后，封君虽多，而不久即败亡，能传承百年者未能或见。《潜夫论》的记载与《汉书》"百余年间而袭封者尽，或绝失姓，或乏无主"的叙述相符。

政治地位和物质享有的剧烈变化，使这些人发生严重的心身疾病。这种情况，受到当时医学家的重视，故认为医者在诊治病人时必须掌握这些情况。

《素问·疏五过论》说："凡未诊病者，必问尝贵后贱，虽不中邪，病从内生，名曰脱营；尝富后贫，名曰失精。"又曰："凡欲诊病者，必问饮食居处，暴乐暴苦，始乐后苦，皆伤精气，精气竭绝，形体毁沮。"同时还指出："诊有三常，必问贵贱，封君败伤，及欲侯王。故贵脱势，虽不中邪，精神内伤，身必败亡。"

王符述封君陨坠，《素问》谓封君败伤，由此记载也可以推断，《素问·疏五过论》的写作，当在汉代之时。

【参阅】

《汉书·高惠高后文功臣表》引杜业说云："昔唐以万国致时雍之政，虞、夏以之多群后飨共己之治。汤法三圣，殷氏太平。周封八百，重译来贺。是以内恕之君乐继绝世，隆名之主安立亡国，至于不及下车，德念深矣。成王察牧野之克，顾群后之勤……至其没也，世主叹其功，无民而不思……是以燕、齐之祀与周并传，子继弟及，历载不堕……迹汉功臣，亦皆割符世爵，受山河之誓……百余年间而袭封者尽，或绝失姓，或乏无主，朽骨孤于墓，苗裔流于道……生为愍隶，死为转尸。以往况今，甚可悲伤。"

【原文】

疾病之家，怀忧愦愦，皆易恐惧，至使奔走便时，去离正宅。

（《潜夫论·浮侈》）

且欲使人而避鬼，是即道路不可行，而室庐不复居也……至如世俗小人，丑妾婢妇，浅陋愚戆，渐染既成，又数扬精破胆。今不顺精诚所向，而强之以其所畏，直亦增病尔……

移风易俗之本，乃在开其心而正其精。今民生不见正道，而长于邪淫诳惑之中，其信之也，难卒解也。惟王者能变之。

（《潜夫论·卜列》）

【解读】

东汉时，有"避疾"和"避鬼"的习俗。在疫病流行时，"避病"是一种正确的措施，可避免疫病的传染。但"避鬼"的举措和说法则属于迷信。《潜夫论》斥其"邪淫诳惑""浅陋愚戆"，因而希望统治者能开导民心，移风易俗。

《潜夫论》反映了当时的一段历史，也与医学有关。

【参阅】

《汉书·游侠·原涉传》："客有道涉所，知母病避疾在里宅者。"

《后汉书·来歙传（曾孙历）》："皇太子惊病不安，避幸安帝乳母野王君王圣舍。"又《鲁恭传（弟丕）》："赵王商尝欲避疾，便时移住学官。"

【原文】

《诗》刺"不绩其麻，女也婆娑[1]"。今多不修中馈[2]，休其蚕织，而起学巫祝，鼓舞事神，以欺诬细民[3]，荧惑[4]百姓。妇女赢弱，疾病之家，怀忧愦愦，皆易恐惧，至使奔走便时，去离正宅，崎岖路侧，上漏下湿，风寒所伤，奸人所利，贼盗所中，益祸益祟，以致重者不可胜数。或弃医药，更往事神，故至于死亡，不自知为巫所欺误，乃反恨事巫之晚，此荧惑细民之甚者也。

（《潜夫论·浮侈》）

【注释】

[1] 婆娑：舞蹈。

[2] 中馈：指妇女在家主持饮食等事。

[3] 细民：同细人。指见识浅狭、地位低贱的人。

[4] 荧惑：迷惑。

【解读】

《潜夫论·浮移》的这一段文字，从另一个角度反映了当时社会上巫祝流行，欺罔百姓，疾病之家或弃医药的历史真实面貌。

同一时期，张仲景在《伤寒卒病论》自序中也记载，当时人往往"钦望巫祝，告穷归天"，与《潜夫论》所说相符。

【参阅】

《伤寒卒病论》自序："卒然遭邪风之气，婴非常之疾，患及祸至，而方震栗，降志屈节，钦望巫祝，告穷归天，束手受败。赍百年之寿命，持至贵之重器，委付凡医，恣其所措……举世昏迷，莫能觉悟。"

二、寓言故事

在春秋战国时期，盛行寓言故事。寓言中或人或物，其事都借此喻彼，借远喻近，借古喻今，借小喻大，寓深意于浅语之中。

从先秦、汉晋的《春秋左传》《晏子春秋》《墨子》《庄子》《韩非子》《吕氏春秋》《淮南子》《列子》等著作中，我们可以读到许多寓言和历史故事，其中不少内容，直接或间接与医学有关。

《春秋左传》记载秦医缓见晋侯病入膏肓的故事。

在《晏子春秋》中，载有齐景公病水，"一阴不胜二阳"等内容。

《庄了》一书，记载了齐桓公"见鬼"，皇子告敖为其进行心理治疗而愈的故事。又有宋人善为不龟手药，文惠君因庖丁解牛而得养生之道，庄周游于雕陵，因物忘身的寓言和赤张满稽"乱而后治""病而后医"的故事，皆寓有深意。

《墨子》有楚灵王好细腰，群臣皆节食减肥的故事。

在《韩非子》内，又记载扁鹊视蔡桓公病，桓公不用其言而病深不治。此外，如有人献不死药与荆王，以及"郢书燕说""守株待兔""老马识途"等，也多出于《韩非子》。

《吕氏春秋》则有伊尹说汤以至味，文挚用激怒法治齐王疾和"刻舟求剑"的故事，也直接或间接与医学有关。

《鹖冠子》借扁鹊兄弟治病之术为喻，以明治未乱之旨。

汉代的《论衡》中，记载楚惠王食寒菹得蛭，无意中治愈积血之病；

扁鹊视赵简子病不知人等故事。又《新语》中还有卫人病将死，而不信扁鹊的寓言。

《淮南子》《列子》所载共工氏触怒不周山，"天倾西北""地不满东南"的寓言，可与《素问》"天不足西北""地不满东南"的论述相互参照理解。偃师见周穆王，所制机器人"废其心则口不能言，废其肝则目不能视，废其肾则足不能步"，与古医家藏象学说中藏府与官窍、肢体相关的理论符合。此外，《列子》中关于扁鹊易心，矫氏、俞氏、卢氏三医诊治季梁疾病的寓言故事，则更明显地涉及于医。他如尹氏及其役夫患病和疑邻窃铁等寓言，则与心身医学有关。

如上所举，说明在经子典籍中有关医家的寓言故事是十分丰富的，这也是中医药文化的重要内容。

【原文】

晋侯[1]梦大厉[2]，被发及地，搏膺而踊，曰："杀余孙，不义。余得请于帝矣！"坏大门及寝门而入。公惧，入于室，又坏户。公觉，召桑田巫，巫言如梦。公曰："何如？"曰："不食新[3]矣。"

公疾病，求医于秦。秦伯[4]使医缓[5]为之。未至，公梦疾为二竖[6]子，曰："彼，良医也。惧伤我，焉逃之？"其一曰："居肓之[7]上、膏[8]之下，若我何？"医至，曰："疾不可为也。在肓之上、膏之下，攻之不可，达之不及，药不至焉，不可为也。"公曰："良医也。"厚为之礼而归之。

（《春秋左传·成公十年》）

【注释】

[1]晋侯：春秋时诸侯国晋国君主。

[2]大厉：谓恶鬼。

[3]新：谓新谷，当年收成的谷物。

[4]秦伯：春秋时诸侯国秦国君主。

［5］医缓：春秋时秦国良医。

［6］竖：小孩。

［7］肓：鬲上薄膜。

［8］膏：心下微脂。与肓合称"膏肓"，谓心膈之间。

【解读】

秦医缓治晋侯疾病，晋侯先梦见二竖子闻医缓之名而逃避到肓之上、膏之下，预示其病深，已非针药可治。后世因此故事，而以"二竖"称病魔，又喻难治之症为"病入膏肓"。

在《灵枢》中，确有关于膏肓之原的记载，可见《左传》所记合乎医理，并不虚构。《灵枢·九针十二原》："五藏有疾，当取之十二原。十二原者，五藏之所以禀三百六十五节气味也。五藏有疾也，应出十二原，十二原各有所出。明知其原，睹其应，而知五藏之害矣……膏之原，出于鸠尾，鸠尾一。肓之原，出于脖胦，脖胦一。凡此十二原者，主治五藏六府之有疾者也。"

【参考】

葛洪《肘后备急方·治胸膈上痰诸方》："膈中之病，名曰膏肓。汤丸经过，针灸不及，所以作丸含之，令气势得相熏染，有五膈丸方……主短气，心胸满，心下坚，冷气也。"

【原文】

景公病水[1]，卧十数日，夜梦与二日斗，不胜。晏子朝，公曰："夕者梦与二日斗，而寡人不胜，我其死乎？"晏子对曰："请召占梦[2]者。"出于闺，使人以车迎占梦者。至，曰："曷为见召？"晏子曰："夜者，公梦与二日斗，不胜。公曰：'寡人死乎？'故请君占梦，是所为也。"占梦者曰："请反具书。"晏子曰："毋反书。公所病者，阴也；日者，阳也。一阴不胜二阳，故病将已。以是对。"占梦者入，公曰："寡人梦与二日斗而不胜，寡人死乎？"占梦者对曰："公之所病，阴也；日者，阳也。一阴不胜二阳，公病将已。"

居三日，公病大愈，公且赐占梦者。占梦者曰："此非臣之力，晏子教臣也。"公召晏子，且赐之。晏子曰："占梦者以占之言对，故有益也。使臣言之，则不信矣。此占梦之力也，臣无功焉。"

公两赐之，曰："以晏子不夺人之功，以占梦者不蔽人之能。"

（《晏子春秋·内篇·杂下》）

【注释】

［1］病水：病患水肿。

［2］占梦：古代朝廷设置的官职，掌占梦。《周礼·春官宗伯》："占梦掌其岁时，观天地之会，辨阴阳之气。以日月星辰占六梦之吉凶，一曰正梦，二曰噩梦，三曰思梦，四曰寤梦，五曰喜梦，六曰惧梦。"

【解读】

从景公病水，晏子教占梦的故事，可见当时已用"阴阳相胜"来解说病机，与《素问·示从容论》"二火不胜三水"、《解精微论》"一水不胜五火"诸说相同。但故事的关键乃在于最后"不夺人之功""不蔽人之能"二句，对读者应有所教益。

【原文】

景公[1]病疽，在背。高子、国子请，公曰："职当抚疡。"高子进而抚疡，公曰："热乎？"曰："热。""热何如？"曰："如火。""其色何如？"曰："如未熟李。""大小何如？"曰："如豆。""堕者何如？"曰："如屦辨[2]。"二子者出，晏子请见。公曰："寡人有病，不能胜衣冠以出见夫子，夫子其辱视寡人乎？"

晏子入，呼宰人具盥，御者具巾，刷手温之，发席傅荐，跪请抚疡。公曰："其热何如？"曰："如日。""其色何如？"曰："如苍玉。""大小何如？"曰："如璧。""其堕者何如？"曰："如珪。"晏子出，公曰："吾不见君子，不知野人之拙也。"

（《晏子春秋·内篇·杂下》）

【注释】

［1］景公：齐景公，春秋时齐国君，公元前 547～前 490 年在位。

［2］辨：通"瓣"。

【解读】

齐景公患疽病，高子、晏子等分别进见。古代臣子对君王有"抚疡"之职。高子对疽疡的形容虽然通俗，却很逼真，使听之者容易理解。

晏子请为景公抚疡，其忠可知。然而他形容疮疡之状热如日，色如苍玉，大小如璧，堕者如珪，言虽雅驯，但与临床症状不合，使听之者不知所云。看来晏子的话不过是投其所好，故得到了景公的赞扬。

【原文】

晏子将至楚……晏子至，楚王赐晏子酒，酒酣，吏二缚一人诣王，王曰："缚者曷为[1]者也？"对曰："齐人也，坐[2]盗。"王视晏子曰："齐人固善盗乎？"晏子避席对曰："婴闻之，橘生淮南则为橘，生于淮北则为枳，叶徒相似，其实味不同。所以然者何？水土异也。今民生长于齐不盗，入楚则盗，得无[3]楚之水土使民善盗耶？"

（《晏子春秋·内篇·杂下》）

【注释】

［1］曷为：何为。

［2］坐：特指犯罪的因由。

［3］得无：岂非。

【解读】

晏子齐人，楚王使人缚齐人于前，指其为盗，企图羞辱晏子。晏子以《周礼》所载"橘逾淮而北为枳……此地气然也"的论说回应，反使楚王蒙羞。

这一故事，可见晏子机敏善辩，捍卫了国家的尊严，也反映《周礼》对当时的文化思想影响已是十分深远。

【原文】

昔者楚灵王[1]好士细要[2]，故灵王之臣皆以一饭为节，胁息然后带，扶墙然后起。比期年[3]，朝有黧黑之色。是其故何也？君说[4]之，故臣能之也。

（《墨子·兼爱中》）

【注释】

[1] 楚灵王：春秋时楚国君，公元前 540～前 529 年在位。

[2] 要：通"腰"。

[3] 期年：一整年。

[4] 说：通"悦"。

【解读】

楚灵王好细腰的故事，说明上行下效，自古而然。因好细腰而妄行节食，至今越演越烈，甚至有盲目节食，并服所谓"减肥"之药而致不救者。

【参阅】

《墨子·兼爱下》："昔荆灵王好小要，当灵王之身，荆国之士饭不逾乎一，固据而后兴，扶垣而后行。故约食为其难为也，然后为而灵王说之，未逾于世而民可移也，即求以乡其上也。"

《淮南子·主术训》："故灵王好细要，而民有杀食自饥也……由此观之，贤不足以为治，而势可以易俗明矣。"

【原文】

惠子[1]谓庄子曰："魏王贻我大瓠之种，我树之成而实五石。以盛水浆，其坚不能自举也。剖之以为瓢，则瓠落无所容。非不呺[2]然大也，吾为其无用而掊之。"庄子曰："夫子固拙于用大矣。宋人有善为不龟手之药[3]者，世世以洴澼絖[4]为事。客闻之，请买其方百金。聚族而谋，曰：'我世世为洴澼絖，不过数金。今一朝而鬻技百金，请与之。'客得之，以说吴王。越有难，吴王使之将。冬，与越人水战，大败越人，裂地而封之。能不龟手一也，或以封，或不免于洴澼絖，则所用之异也。"

（《庄子·逍遥游》）

【注释】

[1] 惠子：惠施，战国宋人，为梁国相，善辩。与庄周善，周谓其多方术，书五车，道舛驳而言不中。

[2] 㖒（xiāo）：大而中空。

[3] 不龟手之药：龟（jūn），通"皲"，不龟手药，防治手足皲裂之药。

[4] 洴澼絖：洴，浮；澼，漂；絖，絮。在水上漂洗棉絮。

【解读】

惠施为梁相，曾对庄子说魏王赠以大瓠之种，果实成后，因其大而无用而掊之。庄子称其"拙于用大"，并讲了上述故事。

宋人将祖传治疗皲裂药方卖给客人，仅得百金。客人却将此方呈献吴王，使吴军在冬季战争中获胜，终得封土。同样一张药方，所起的作用却大有不同。像宋人，也属于"拙于用大"的人。

这一故事反映在春秋战国之时，已有人制售治疗手足皲裂的药方。

《诸病源候论·四肢病诸候》云："皲裂者，肌肉破也。言冬时触冒风寒，手足破，故谓之皲裂。"《备急千金要方》治手足皲裂，血出疼痛，以猪脂著热酒中，洗之即瘥。《医心方·治手足皲裂方》载《苏敬本草经》注："嚼白及以填之，效。"

【原文】

黄帝游乎赤水[1]之北，登乎昆仑[2]之丘而南望，还归，遗其玄珠[3]。使知[4]索之而不得，使离朱[5]索之而不得，使喫诟[6]索之而不得也。乃使象罔[7]，象罔得之。

（《庄子·天地》）

【注释】

[1] 赤水：在黔、川两省边境有赤水河，为长江上游支流；在今青海省青海湖南有赤水古城。但《庄子》所说的赤水，是传说中的古地名。李善注引司马彪曰："赤水，水假名。"或即指青海之地。

[2] 昆仑：古山名，或称昆山。西起帕米尔高原东部，横贯新疆西藏间，东延入青海境内。

[3] 玄珠：喻大道。

[4] 知：通"智"，庄子寓言中的人物。

[5] 离朱：古代传说中人名，古之明目者。《慎子》："离朱之明，察秋毫之末于百步之外。"

[6] 喫诟：庄子寓言中人物。

[7] 象罔：亦作"罔象"。《庄子·天地》成玄英疏："罔象，无心之谓，离声色，绝思虑。"按：罔，无。罔象，寓有无形象的意思。

【解读】

庄子将"玄珠"比喻大道，其意思是说大道是形而上的，故并非智者可以求，也非聪明人所可得，又非善于寻瘢索诟者所能获，而只能是悟道者"无心"而得之。

明代医学家孙一奎，其学术思想主要在于发挥《难经》的命门学说，认为命门为两肾间动气，属"坎中之阳"。其论说早于赵献可、张介宾。他的著作名为《赤水玄珠》，正是运用了庄子的典故，实用深意寓焉。

【原文】

庖丁[1]为文惠君[2]解牛，手之所触，肩之所倚，足之所履，膝之所踦[3]，砉然[4]向[5]然，奏刀騞[6]然，莫不中音，合于《桑林》[7]之舞，乃中《经首》[8]之会[9]。文惠君曰："嘻，善哉！技盖至此乎？"庖丁释刀对曰："臣之所好者道也，进乎技矣……"

（《庄子·养生主》）

【注释】

［1］庖丁：庖人，名丁。

［2］文惠君：即梁惠王。

［3］踦：以足抵住。

［4］砉（huà）：皮骨相离声。

［5］向：响。

［6］騞（huō）：刀裂物声。

［7］《桑林》：汤乐名，一曰宋舞曲名。

［8］《经首》：尧时的乐曲。

［9］会：节。

【解读】

庖丁解牛时所发出的声音，合乎音乐；身体的动作，宛如舞蹈。这是超越了实用的"技"，而升华达到了"道"的高度自由。这种因创造自由而产生的超功利的精神愉悦和享受，已进入了纯美的境界。

庖丁解牛的"依乎天理""因其自然"，实是完全合乎规律的，又是不受规律束缚的，从而体现了其"无为而无不为"的"道"的特征。

【原文】

庄周游于雕陵[1]之樊[2]，睹一异鹊自南方来者，翼广七尺，目大运寸[3]。感[4]周之颡，而集于栗林。庄周曰："此何鸟哉！翼殷[5]不逝，目大不睹。"蹇裳躩步，执弹而留之。睹一蝉，方得美荫而忘其身。螳螂执翳而搏之，见得而忘其形；异鹊从而利之，见利而忘其真[6]。庄周怵然曰："噫！物固相累，二类相召也。"捐弹而反走，虞人[7]逐而谇之。

庄周反入，三日不庭。蔺且[8]从而问之："夫子何为顷间甚不庭乎？"庄周曰："吾守形而忘身，观于浊水而迷于清渊。且吾闻诸夫子曰：'入其俗，从其令。'今吾游于雕陵而忘吾身，异鹊感吾颡，游于栗林而忘真。栗林虞人以吾为戮[9]，吾所以不庭也。"

（《庄子·山木》）

【注释】

[1] 雕陵：栗园名。

[2] 樊：樊篱。

[3] 运寸：犹言径寸。

[4] 感：撼触。

[5] 殷：大。

[6] 真：自身。

[7] 虞人：掌管栗园的虞侯。

[8] 蔺且：庄周弟子，姓蔺，名且。

[9] 戮：羞辱。

【解读】

蝉得美荫而忘其身，螳螂见蝉而忘形，异鹊见螳螂而忘其身，是"物固相累，二类相召"。庄周见鹊，蹇裳躩步，执弹而不发，虽能守形，却也忘了自身。

庄周所说的这段故事，实有自警警人之意，告诫切勿因利欲而忘身。《庄子》的这则寓言，讲的实是养生之道。

【原文】

桓公田[1]于泽，管仲御，见鬼焉。公抚管仲之手曰："仲父[2]何见？"对曰："臣无所见。"公反，诶诒[3]为病，数日不出。

齐士有皇子告敖[4]者，曰："公则自伤，鬼恶能伤公？夫忿滀[5]之气，散而不反，则为不足；上而不下，则使人善怒；下而不上，则使人善忘；不上不下，中身当心，则为病。"

桓公曰："然则有鬼乎？"曰："有。……水有罔象[6]，丘有峷[7]，山有夔[8]，野有彷徨[9]，泽有委蛇。"公曰："请问委蛇之状何如？"皇子曰："委蛇，其大如毂，其长如辕，紫衣而朱冠。其为物也恶，闻雷车之声，则捧其首而立。见之者殆乎霸。"桓公辗然而笑曰："此寡人之所见者也。"于是正衣冠与之坐，不终日而不知病之去也。

（《庄子·达生》）

医事篇

【注释】

［1］田：通"畋"，狩猎。

［2］仲父：齐桓公对管仲的敬称。

［3］诶诒：呻吟。

［4］皇子告敖：皇子，姓；告敖，字。

［5］忿滀：忿，满；滀，结聚。

［6］罔象：古代传说中的水怪名。《淮南子·氾论训》："水生罔象。"高诱注："水之精也。"

［7］峷：古代传说中的丘陵异兽，其状如狗，有角，身有文彩。

［8］夔：古代传说中的山中异兽，大如牛，状如鼓，一足行。

［9］彷徨：古代传说中的野间异兽，其状如蛇，两头，五彩文。

【解读】

齐桓公与管仲在水泽边狩猎，忽然精神错乱，见"鬼"。皇子告敖认为是"自伤"所致，由于身中结聚之气当心不散，因而成病。皇子告敖利用齐桓公的迷信思想和称霸的欲望，说水泽之鬼名"委蛇"，其大小如毂如辕，紫衣朱冠，闻雷车之声则捧首而立，见到的人可以称霸。齐桓公于是消除了恐惧的心理，疾病顿愈。

这一故事，说的是皇子告敖以心理疗法治愈了桓公的精神疾患。其关键在于医者能掌握病人的心理，因而获得了奇效。

【原文】

门无鬼［1］与赤张满稽［2］观于武王之师［3］。赤张满稽曰："不及有虞氏［4］乎，故离［5］此患也。"门无鬼曰："天下均治而有虞氏治之邪？其乱而后治之与？"赤张满稽曰："天下均治之为愿，而何计以有虞氏为！有虞氏之药疡也，秃而施髢［6］，病而求医。孝子操药以修慈父，其色燋［7］然，圣人羞之。至德之世，不尚贤，不使能。"

（《庄子·天地》）

【注释】

[1] 门无鬼：古人姓名。

[2] 赤张满稽：古人姓名。

[3] 武王之师：周武王，西周王朝建立者。姬姓，名发。继承其父文王遗志，联合各族，率军东进，牧野之战，取得大胜，遂攻克各地，灭商，建立西周王朝。

[4] 有虞氏：远古部族名，居蒲阪（今山西蒲州镇），其领袖舜。

[5] 离：通"罹"，遭受。

[6] 髢（dí）：装衬的假发。

[7] 燋：通"憔"，憔悴。

【解读】

周武王率师灭商，只属"乱而后治"，有如"秃后装假发""病而求医"一样。故谓虞舜"至德之世，不尚贤，不使能"，犹"上工治未病"之意。

【阅读】

《素问·四气调神大论》："是故圣人不治已病治未病，不治已乱治未乱。"

【原文】

然则天地亦物也，物有不足，故昔者女娲氏[1]炼五色石以补其阙，断鳌之足以立四极。其后共工氏[2]与颛顼[3]争为帝，怒而触不周之山[4]，折天柱，绝地维，故天倾西北，日月星辰就焉；地不满东南，故百川水潦归焉。

（《列子·汤问》）

【注释】

［1］女娲氏：神话中人类的祖先。《说文·女部》："娲，古之神圣女，化万物者也。"传说人类由女娲氏与伏羲相婚而产生。

［2］共工氏：古神话人物。人面蛇身，赤发，乘二龙。《国语》《山海经》等皆载其故事。

［3］颛顼：传说中古时代部落领袖，号高阳氏。相传曾命重任南正之官，掌祭祀天神；命黎任火正之官，掌管民政。

［4］不周之山：不周山，古代传说中的山名。《离骚》："路不周以左转兮，指西海以为期。"王逸注《离骚》，高诱注《淮南子·天文训》皆谓不周山在昆仑西北。

【解读】

《淮南子·天文训》早有与《列子》同样的记载，谓："昔者共工与颛顼争为帝，怒而触不周之山，天柱折，地维绝。天倾西北，故日月星辰移焉；地不满东南，故水潦尘埃归焉。"惟文字略有出入。知乃《列子》袭《淮南子》文。

后司马贞《补三皇本纪》述女娲故事云："诸侯有共工氏……乃祝融战，不胜而怒。乃头触不周山，崩，天柱折，地维缺。女娲乃炼五色石以补天。"故学者或以为祝融与女娲为一人。

天倾西北、地不满东南的寓言故事，流传颇广，甚至影响到古代医学方面。如《素问·阴阳应象大论》以"天不足西北"解说"精并于下"，下盛而上虚，故手足便而耳目不聪明；又以"地不满东南"解说"精并于上"，上明而下虚，故耳目聪明而手足不便。

又如同书《五常政大论》以"天不足西北"解说"阴精所奉其人寿"，以"地不满东南"解说"阳精所降其人夭"。

固然，《素问》将西北方人手足强健而寿，东南方人耳目聪明而夭等现象与土地之高下、阴阳气之盛衰相联系，似乎有牵强附会之嫌，但其土地高下与阴阳气盛衰的关系，则是颇有深意的。

【参阅】

《素问·阴阳应象大论》："左右者，阴阳之道路也。""天不足西北，故西北方阴也，而人右耳目不如左明也；地不满东南，故东南方阳也，而人左手足不如右强也……东方阳也，阳者其精并于上，并于上则上明而下虚，故使耳目聪明而手足不便也。西方阴也，阴者其精并于下，并于下则下盛而上虚，故其耳目不聪明而手足便也。"

《素问·五常政大论》："天不足西北，左寒而右凉；地不满东南，右热而左温。其故何也？岐伯曰：阴阳之气，高下之理，太少之异也。东南方阳也，阳者其精降于下，故右热而左温；西北方阴也，阴者其精奉于上，故左寒而右凉……阴精所奉其人寿，阳精所降其人夭。"

【原文】

杞国[1]有人忧天地崩坠，身亡所寄，废寝食者。又有忧彼之所忧者，因往晓之，曰："天，积气耳，亡[2]处亡气，若屈伸呼吸，终日在天中行止，奈何忧崩坠乎？"其人曰："天果积气，日月星宿不当坠耶？"晓之者曰："日月星宿，亦积气中之有光耀者，只使坠，亦不能有所中伤。"其人曰："奈地坏何？"晓者曰："地积块耳。充塞四虚，亡处亡块，若躇步跐蹈[3]，终日在地上行止，奈何忧其坏。"其人舍然[4]大喜，晓之者亦舍然大喜。长庐子闻而笑之曰："虹蜺也，云雾也，风雨也，四时也，此积气之成乎天者也。山岳也，河海也，金石也，火木也，此积形之成乎地者也。知积气也，知积块也，奚[5]谓不坏？夫天地，空中之一细物，有中之最巨者。难终难穷，此固然矣；难测难识，此固然矣。忧其坏者，诚为大远；言其不坏者，亦为未是。天地不得不坏，则会归于坏。遇其坏时，奚为不忧哉？"

（《列子·天瑞》）

【注释】

［1］杞国：古国名，公元前11世纪周分封的诸侯国，姒姓，相传

开国者为夏禹后裔东楼公。初在雍丘（今河南杞县），后迁缘陵，又迁淳于。前 445 年，为楚所灭。

［2］亡：通"无"。

［3］跐蹈：践蹈。跐（cǐ），踏。

［4］舍然：释然。

［5］奚：如何。

【解读】

《列子》的故事，后为成语"杞人忧天"，以之比喻不必要或无根据的忧虑。

但其同时对于"天为积气"等认识，实属古代的宇宙论。

医书也论及地在太虚之中，由大气举之而不堕。《素问·五运行大论》曰："天垂象，地成形。七曜纬虚，五行丽地。地者，所以载生成之形类也；虚者，所以列应天之精气也……岐伯曰：地为人之下，太虚之中者也。帝曰：冯乎？岐伯曰：大气举之也。"唐王冰注说："言人之所居，可谓下矣，征其至理，则是太虚之中一物尔。又曰："言太虚无碍，地体何冯而止住？""大气，谓造化之气，仟持太虚者也。"

《列子》谓"天地，空中之一细物"；《素问》谓地由"大气举之"，王冰注认为"大气谓造化之气"，其所论的内容实有相同之处。

【原文】

周穆王[1]西巡狩，越昆仑，不至弇山[2]。反还，未及中国，道有献工人名偃师……偃师谒见王。王荐之，曰："若与偕来者何人邪？"对曰："臣之所造能倡[3]者。"穆王惊视之，趣步俯仰，信[4]人也。巧夫镟[5]其颐，则歌合律；捧其手，则舞应节。千变万化，惟意所适。王以为实人也，与盛姬内御并观之。技将终，倡者瞬其目而招王之左右侍妾。王大怒，立欲诛偃师。偃师大慑，立剖散倡者以示王，皆傅会[6]革、木、胶、漆、白、黑、丹、青之所为。王谛料[7]之，内则肝、胆、心、肺、脾、肾、肠、胃，外则筋骨、支节、皮毛、齿发，皆假物也，而无不毕具者。合会复如初见。王试废其心，则口不能言；废其肝，则目不能视；废其肾，则足不能步。穆王始悦而叹曰："人之巧乃可与造化者同功乎？"诏贰车[8]载之以归。

（《列子·汤问》）

【注释】

[1] 周穆王：两周君王，名满。

[2] 弇（yǎn）山：古地名。

[3] 倡：古代歌舞之人称。

[4] 信：确实。

[5] 锁（qīn）：通"捦"。抑下。

[6] 傅会：凑合。

[7] 谛料：仔细撩揭。料，通"撩"。

[8] 贰车：副车。

【解读】

由周穆王见偃师的故事，可知在古时已有机器人的制造。然而据季羡林先生考证，《列子·汤问》的这则机关木人的故事内容，也见于西晋竺法护译的《生经》，另在《大藏经》保存的《佛说国王五人经》中也可找到，足证故事原本流传于古印度，只是《列子》的作者将其挂上了周穆王之名，同时又与古代中医学说作了联系。故事中穆王"废其心则口不能言，废其肝则目不能视，废其肾则足不能行"的记载，反映机器人的制造符合古医家"藏象"学说中舌为心之窍，肝开窍于目，以及肾主腰足的说法。

【原文】

鲁公扈、赵齐婴二人有疾，同请扁鹊求治。扁鹊治之，既同愈，谓公扈、齐婴曰："汝曩之所疾，自外而干府藏者，固药石之所已。今有偕生之疾，与体偕长，今为汝攻之，何如？"二人曰："愿先闻其验。"扁鹊谓公扈曰："汝志强而气弱，故足于谋而寡于断；齐婴志弱而气强，故少于虑而伤于专。若换汝之心，则均于善矣。"扁鹊遂饮二人毒酒，迷死三日，剖胸探心，易而置之；投以神药，既悟如初。二人辞归。于是公扈反齐婴之室，而有其妻子，妻子弗识。齐婴亦反公扈之室，有其妻子，妻子亦弗识。二室因相与讼，求辨于扁鹊。扁鹊辨其所由，讼乃已。

(《列子·汤问》)

【解读】

扁鹊为公扈、齐婴互换其心，治愈其"与体偕长"的"偕生之疾"，使"志强而气弱"者强其气，俾"志弱而气强"者壮其志。虽属寓言故事，但说明人的志气的强弱，多与先天因素有关，即所谓"与体偕生、偕长"。同时，又形容了扁鹊医术之神妙。

【原文】

杨朱[1]之友曰季梁。季梁得病，七日大渐[2]。其子环而泣之，请医。季梁谓杨朱曰："吾子不肖如此之甚，汝奚不为我歌以晓之？"杨朱歌曰："天其弗识，人胡能觉？匪祐自天，弗孽由人。我乎汝乎！其弗知乎！医乎巫乎！其知之乎？"其子弗晓，终谒三医。一曰矫氏，二曰俞氏，三曰卢氏，诊其所疾。

矫氏谓季梁曰："汝寒温不节，虚实失度，病由饥饱色欲。精虑烦散，非天非鬼。虽渐，可攻也。"季梁曰："众医也，亟屏之！"

俞氏曰："女[3]始则胎气不足，乳湩[4]有余。病非一朝一夕之故，其所由来渐矣，弗可已也。"季梁曰："良医也，且食之！"

卢氏曰："汝疾不由天，亦不由人，亦不由鬼。禀生受形，既有制之者矣，亦有知之者矣，药石其如汝何？"季梁曰："神医也，重贶遣之！"

俄而季梁之疾自瘳。

(《列子·力命》)

【注释】

[1] 杨朱：战国初魏国人。反对墨子"兼爱"和儒家的伦理思想，主张"贵生""重己""全性葆真，不以物累形"。《韩非子》称他为"轻物重生之士"。孟子说他"拔一毛而利天下不为也"，极力抨击其"为我"思想。杨朱思想在战国时颇为流行。

[2] 渐：加剧。

[3] 女：通"汝"。

[4] 乳湩（dòng）：乳汁。

【解读】

季梁患病，其子请谒三医。矫氏诊为饥饱色欲致病；俞氏诊为胎气不足，乳养有余，即先天不足，后天有余的意思；惟卢氏诊为禀赋之疾。季梁有自知之明，因俞氏之诊与卢氏相近，故称俞氏为"良医"，卢氏为"神医"。

【原文】

龙叔谓文挚曰："子之术微[1]矣。吾有疾，子能已乎？"文挚曰："唯命所听。然先言子所病之证。"龙叔曰："吾乡誉不以为荣，国毁不以为辱；得而不喜，失而弗忧；视生如死，视富如贫；视人如豕，视吾如人。处吾之家如逆旅之舍，观吾之乡如戎蛮[2]之国。凡此众疾，爵赏不能劝[3]，刑罚不能威，盛衰、利害不能易，哀乐不能移。固不可事国君，交亲友，御妻子，制仆隶。此奚疾哉？奚方能已之乎？"文挚乃命龙叔背明而立，文挚自后向明而望之。既而曰："嘻！吾见子之心矣，方寸之地虚矣。几[4]圣人也！子心六孔流通，一孔不达。今以圣智为疾者，或由此乎！非吾浅术所能已也。"

（《列子·仲尼》）

【注释】

[1] 微：精微，微妙。

　　[2]戎蛮：古族名，西戎的一支，亦称蛮氏。春秋时分布在今河南省境内。

　　[3]劝：劝慰，勉励。

　　[4]几：将近，几乎。

【解读】

　　龙叔不以毁誉而荣辱，不因得失而忧喜，对于生死、贫富、人与动物、我与他人、家庭与逆旅、本乡与他国等，都视之同一。故凡赏罚、利害、哀乐，都不能对他有所影响，甚至社会与家庭生活也格格不入。

　　文挚以为，由此可见龙叔"心"可谓"虚"矣，几乎接近于"圣人"。但其"心"尚有一孔不通，就是疾病所在，即犹有圣人之"智"。"圣智"之疾，虽文挚的医术也不能治疗。

【原文】

　　燕人生于燕，长于楚，及老而还本国。过晋国，同行者诳之，指城曰："此燕国之城。"其人愀然变容。指社曰："此若[1]里之社[2]。"乃喟然[3]而叹。指舍曰："此若先人之庐。"乃涓然[4]而泣。指垄曰："此若先人之冢。"其人哭不自禁。同行者哑然大笑，曰："予昔绐[5]若，此晋国耳。"其人大惭。及至燕，真见燕国之城社，真见先人之庐冢，悲心更微。

　　　　　　　　　　　　　　　　　　　　　　　（《列子·周穆王》）

【注释】

　　[1]若：尔，汝。

　　[2]社：古代地区单位。《管子·乘马》："方六里，名之曰社。"《左传·昭公二十五年》杜预注："二十五家为社。"

　　[3]喟然：叹声。

　　[4]涓然：流泪的样子。涓（xuàn），同"泫"。

　　[5]绐：欺骗，谎言。

【解读】

《列子》的故事，一方面说明人的感情和思想往往失其自主，而易被外界事物所蒙蔽，或被言论所诱导；另一方面，可见一种原本十分激烈的情绪，可因为反复刺激而逐渐变得淡漠。

金代张子和善用情志疗法。如治因惊而致的恐惧症，并不用一般的抑制镇静方法，而是采用从治的方法。首先究明病情，继而屡次模拟病因，使患者习惯而逐渐适应，终于消除惊恐。这种治法，在现代心理疗法属系统脱敏法，张子和的具体方法为"击拍门窗，使其声不绝，以治因惊而畏响，魂气飞扬者"。（《儒门事亲·九气感疾更相为治衍》）张氏说："《内经》云：'惊者平之。'平者常也，平常见之必无惊。"（《儒门事亲·内伤形》）非但对《内经》之语有新的解释，而且也与《列子》的故事暗合。

【原文】

周之尹氏大治产，其下趣役[1]者侵晨昏而弗息。有老役夫筋力竭矣，而使之弥勤。昼则呻呼而即事，夜则昏惫而熟寐。精神荒散[2]，昔昔[3]梦为国君。居人民之上，总一国之事。游燕[4]宫观，恣意所欲，其乐无比。觉则复役。人有慰喻其勤者，役夫曰："人生百年，昼夜各分。吾昼为仆虏，苦则苦矣；夜为人君，其乐无比。何所怨哉？"尹氏心营世事，虑钟[5]家业，心形俱疲，夜亦昏惫而寐。昔昔梦为人仆，趋走作役，无不为也；数骂杖挞，无不至也。眠中嘘呓呻呼，彻旦息焉。尹氏病之，以访其友。友曰："若位足荣身，资财有余，胜人远矣。夜梦为仆，苦逸之复，数之常也。若欲觉梦兼之，岂可得邪？"尹氏闻其友言，宽其役夫之程，减己思虑之事，疾并少间。

（《列子·周穆王》）

【注释】

［1］趣役：趣，通"趋"。趣役，趋往任役。

［2］荒散：荒，通"亡"。荒散，亡散。

［3］昔昔：昔，通"夕"。昔昔，夜夜。

［4］游燕：燕，通"宴"。游燕，游宴。

［5］钟：专注。

【解释】

老役夫昼劳而夜梦游乐；尹氏日夜操心，梦为苦役。后来宽限了役夫的工程，尹氏也减少了思虑，两人的疾苦都有所缓解。

《列子》的寓言含义较深，但就役夫和尹氏的心身病症状而言，在生活中确属比较常见。

【原文】

宋阳里华子中年病忘，朝取而夕忘，夕与而朝忘；在涂则忘行，在室而忘坐；今不识先，后不识今。阖室毒[1]之。谒史[2]而卜之，弗占；谒巫而祷之，弗禁；谒医而攻之，弗已。

鲁有儒生自媒能治之，华子之妻子以居产之半请其方。儒生曰："此固非卦兆之所占，非祈请之所祷，非药石之所攻。吾试化其心，变其虑，庶几其瘳乎！"于是试露之而求衣，饥之而求食，幽之而求明。儒生欣然告其子曰："疾可已也。然吾之方密，传世不以告人。试屏左右，独与居室七日。"从之。莫知其所施为也，而积年之疾一朝都除。

华子既悟，乃大怒，黜妻罚子，操戈逐儒生。宋人执而问其以。华子曰："曩吾忘也，荡荡然不觉天地之有无。今顿识既往，数十年来存亡得失、哀乐好恶、扰扰万绪起矣。吾恐将来之存亡得失、哀乐好恶之乱吾心如此也，须臾之忘，可复得乎？"

子贡闻而怪之，以告孔子。孔子曰："此非汝所及乎！"顾谓颜回纪之。

（《列子·周穆王》）

【注释】

〔1〕毒：痛苦。

〔2〕史：商代设置的官名，掌祭祀、记事。

【解读】

华子病健忘的故事，既属寓言，也是一则古医案。华子之病，非祈祷、占卜、药石所得疗，而必须"化其心，变其虑，庶几其瘳"，即运用情志疗法，方可治愈。

华子病后，得免存亡得失、哀乐好恶的干扰；病愈之后，却又被万欲扰心。这种比较，则又寓有深意。

【原文】

人有亡鈇[1]者，意其邻之子。视其行步，窃鈇也；颜色，窃鈇也；言语，窃鈇也；动作态度无为而不窃鈇也。俄而抇[2]其谷而得其鈇，他日复见其邻人之子，动作态度无似窃鈇者。

（《列子·说符》）

【注释】

〔1〕鈇：通"斧"。

〔2〕抇（hú）：掘。

【解读】

疑人窃斧的故事，流传至今，人尽皆知。

但从医学方面分析，则《列子·说符》的记载，当来源于生活，是一种心理病症的写实，而绝非仅属寓言而已。

【原文】

昔齐人有欲金者，清旦衣冠而之市，适鬻[1]金者之所，因攫其金而去。吏捕得之，问曰："人皆在焉，子攫人之金何？"对曰："取金之时，不见人，徒见金。"

（《列子·说符》）

【注释】

［1］鬻（yù）：卖。

【解读】

历来贪盗者见金而不见人，见利而不见法，终致身败名裂，家破财亡，可笑复可恶。故凡懂得养生者，不应仅限于保养身体，而更应该遵守法律，不轻身试法。

至于张仲景《伤寒论》序所说的"忘躯徇物"之人，只求物欲，而不见其他，则又与齐人之欲金者何异？

【参阅】

张仲景《伤寒卒病论》自序："怪当今居世之士，曾不留神医药，精究方术……以养其身。但竞逐荣势，企踵权豪，孜孜汲汲，惟名利是务。崇饰其末，忽弃其本，华其外而悴其内。皮之不存，毛将安附焉？……哀乎！趋世之士，驰竞浮华，不固根本，忘躯徇物，危若冰谷，至于是也。"

【原文】

孟子谓戴不胜曰："子欲子之王之善与？我明告子：有楚大夫于此，欲其子之齐语也，则使齐人傅[1]诸？使楚人傅诸？"

曰："使齐人傅之。"

曰："一齐人傅之，众楚人咻[2]之，虽日挞而求其齐[3]也，不可得矣。引而置之庄岳[4]之间数年，虽日挞而求其楚[5]，亦不可得矣。"

（《孟子·滕文公下》）

【注释】

［1］傅：教导。

［2］咻：喧闹。

［3］齐：说齐国话。

［4］庄岳：庄、岳，齐国街里名。

[5] 楚：说楚国话。

【解读】

《孟子》所记载的这一对话，谓一人教之，而众人扰之，故不能有成效。成语"一傅众咻"，原出于此，历来多所引用。

金代著名医家张子和在《儒门事亲》中记载，当时医界，存在着"恶寒、喜暖、取补"的严重倾向，其积习已久。虽然以前曾有医家认识到此种危害，如刘完素提出辛凉解表、表里双解、降心火益肾水等治法，但仍受到不少顽固派医生的非议。正如"一齐人傅之，众楚人咻之"，一时难以扭转这种局面，滋补喜温、畏攻忌寒的偏弊得以继续流行。

【参阅】

张子和《儒门事亲·燥形·腰胯痛》："盖病者闻暖则悦，闻寒则惧，说补则从，说泻则逆。此弊非一日也，而况一齐人而傅之，众楚人咻之乎？"

张介宾《类经·脉色类》："故凡非常之病，非非常之医不能察。用非常之治，又岂常人之所知？故独闻者不侔于众，独见者不合于人。大都行高者谤多，曲高者和寡。所以一齐之傅，何当众楚之咻？直至于败，而后群然退散，付之一人，则事已无及矣。此庸庸不揣之流也。"

【原文】

扁鹊[1]见蔡桓公[2]，立有间，扁鹊曰："君有疾在腠理，不治将恐深。"桓侯曰："寡人无。"扁鹊出，桓侯曰："医之好治不病以为功。"居十日，扁鹊复见曰："君之病在肌肤，不治将益深。"桓侯不应。扁鹊出，桓侯又不悦。居十日，扁鹊复见曰："君之病在肠胃，不治病益深。"桓侯又不应。扁鹊出，桓侯又不悦。居十日，扁鹊望桓侯而还走，桓侯故使人问之，扁鹊曰："疾在腠理[3]，汤熨之所及也；在肌肤，针石之所及也；在肠胃，火齐[4]之所及也；在骨髓，司命[5]之所属，无奈何也。今在骨髓，臣是以无请也。"居五日，桓侯体痛，使人索扁鹊，已逃秦矣。桓侯遂死。

　　故良医之治病也，攻之于腠理，此皆争之于小者也。夫事之祸福亦有腠理之地，故曰："圣人蚤[6]从事焉。"

（《韩非子·喻老》）

【注释】

[1] 扁鹊：战国时医学家。姓秦，名越人，渤海郡郑（今河北任丘）人。学医于长桑君，游医各地。擅长各科，在赵为"带下医"，在周为"耳目痹医"，入秦为"小儿医"，医名甚著。后因治秦武王病，遭秦太医令李醯妒忌杀害。在《史记》《战国策》中均载有其传记和病案。被推崇为脉学的倡导者。

今考其所治病人的年代相距甚远，故或以为"扁鹊"乃古代良医的称号，而非只一人。正如汉扬雄《法言·重黎》所说："或问黄帝终始，曰：托也……扁鹊，卢人也，而医多卢。"说明古书所载的"黄帝""扁鹊"，多属于托名。

《汉书·艺文志》载有《扁鹊内经》《外经》，已佚。现存《难经》题"秦越人"撰。此外，在《脉经》中载有扁鹊察脉论生死的内容，颇有临床价值。

[2] 蔡桓公：即蔡桓侯，春秋时蔡国国君，公元前714年至公元前694年在位。

[3] 腠理：人体肌肤的空隙纹理，为气血津液流通灌注之处。腠理外通皮肤，为卫气散布和汗液渗泄的通路。《素问·阴阳应象大论》："清阳发腠理。"唐王冰注："腠理谓渗泄之门。"《金匮要略·藏府经络先后病脉证》："腠者，是三焦通会元真之处，为血气所注；理者，是皮肤藏府之文理也。"

[4] 火齐：古汤剂名。《史记·扁鹊仓公列传》："齐王太后病……难于大小溲，溺赤。臣意饮以火齐汤，一饮即前后溲。"

[5] 司命：星官名。属于虚宿，有两星。《宋史·天文志》："司命二

星，在虚北。"司命，谓其掌管生命。

[6] 蚤：通"早"。

【解读】

《韩非子》中有《解老》《喻老》两篇。《解老》篇释《老子》之言，其义甚精，虽非必《老子》本意，而贵在能推而广之。《喻老》篇则举事以明《老子》之意。

《老子》第六十三章喻有"圣人蚤从事焉"之义，韩非子从而悟知"千丈之堤以蝼蚁之穴溃，百尺之室以突隙之烟焚"，故当"图难于其易也，为大于其细也"。并举扁鹊见蔡桓侯的故事说明之。

扁鹊见蔡桓公之病，开始在于腠理，后来病入肌肤，继而病入肠胃，最后深入骨髓，由于桓侯讳疾忌医，终于不治身亡。这一故事，不仅反映了扁鹊之善诊，更体现了良医"治未病"的早期诊疗思想。告诫凡事当图之于小而易，不能待至大而难。正如《老子》所言"天下难事必作于易，天下大事必作于细"。因此，圣人应当"蚤从事焉"。

按：扁鹊见蔡桓公的故事，《史记》作扁鹊见齐桓侯，记其疾病的发展过程大致相同，但亦有所异，可参阅。

【参阅】

《韩非子·喻老》："天下之难事必作于易，天下之大事必作于细……故曰'图难于其易也，为大于其细也'。千丈之堤以蝼蚁之穴溃，百丈之室以突隙之烟焚。"

《素问·四气调神大论》："是故圣人不治已病治未病，不治已乱治未乱，此之谓也。夫病已成而后药之，乱已成而后治之，譬犹渴而穿井，斗而铸锥，不亦晚乎？"

《类经·摄生类》："夫桓侯不早用扁鹊之言，及其病深而后召之，是即渴而穿井，斗而铸兵也。故在圣人则常用意于未病未乱之先，所以灾祸不侵，身命可保。今之人多见病势已成，犹然隐讳，及至于不可为，则以扁鹊之神，亦云无奈之何，而医非扁鹊，又将若之何哉？嗟夫！祸始于微，危因于易，能预此者，谓之治未病，不能预此者，谓之治已病，知命者，其谨于微而已矣。"

《史记·扁鹊仓公列传》："扁鹊过齐，齐桓侯客之。入朝见，曰：'君有疾在腠理，不治将深。'桓侯曰：'寡人无疾。'扁鹊出，桓侯谓左右曰：'医之好利也，欲以不疾者为功。'后五日，扁鹊复见，曰：'君有疾在血脉，不治恐深。'桓侯曰：'寡人无疾。'扁鹊出，桓侯不悦。后五日，扁鹊复见，曰：'君有疾在肠胃间，不治将深。'桓侯不应。扁鹊出，桓侯不悦。后五日，扁鹊复见，望见桓侯而退走。桓侯使人问其故。扁鹊曰：'疾之居腠理也，汤熨之所及也；在血脉，针石之所及也；其在肠胃，酒醪之所及也；其在骨髓，虽司命无奈之何。今在骨髓，臣是以无请也。'后五日，桓侯体病，使人召扁鹊，扁鹊已逃去。桓侯遂死。"

《索隐》案：傅玄曰："是时齐无桓侯。"裴骃云："谓是齐侯田和之子，桓公午也。"

【原文】

郢[1]人有遗燕[2]相国书者，夜书，火不明，因谓持烛者曰："举烛。"云而过书"举烛"。举烛，非书意也。燕相受书而说之，曰："举烛者，尚明也。尚明也者，举贤而任之。"燕相白王，王大悦，国以治。治则治矣，非书意也。今世学者多似此类。

（《韩非子·外储说左上》）

【注释】

[1] 郢：古都邑名。在今湖北江陵西北。春秋楚文王定都于此。后昭王、惠王皆曾迁都。凡迁都之地当时皆称为郢。另江陵东北，在春秋战国时有楚别邑，亦称郢。后世又以"郢人"比喻知己。

[2] 燕：古国名。周分封的诸侯国。在今河北北部和辽宁西，建都蓟。战国时为七雄之一。

【解读】

历来学者读书，多穿凿附会，曲解原意，以讹传讹，而犹自鸣得意，不知有误。像《内经》《伤寒论》等经典医著，千百年来，研究者多逞己说，虽然有所阐发，但不免有所曲解，无异于《韩非子》所说的郢书燕说。

郭霭春先生《己未初秋素问校注稿成即赋》诗道："勤求古训穷医理，仲景心传未可更。偏是郢书成燕说，无端曲解总难名。"

【参阅】

《韩非子·外储说左上》："先王之言，有其所为小而世意之大者，有其所为大而世意之小者，未可必知也……故先王有郢书而后世多燕说。"

【原文】

上古之世……民食果蓏[1]蚌蛤，腥臊恶臭而伤害腹胃，民多疾病。有圣人作，钻燧取火以化腥臊，而民说[2]之，使王天下，号之曰燧人氏……

圣人不期修古，不法常可，论世之事，因为之备。

宋人有耕田者，田中有株[3]，兔走触株，折颈而死，因释其耒[4]而守株，冀复得兔，兔不可复得，而身为宋国笑。今欲以先王之政，治当世之民，皆守株之类也。

（《韩非子·五蠹》）

【注释】

[1] 果蓏：蓏（luǒ），瓜类植物的果实。在地为蓏，在木曰果。

[2] 说：通"悦"。

[3] 株：露出地面的树根。

[4] 耒：古代耕地翻土的农具。

【解读】

火的发明，使人类脱离了茹毛饮血的时代，不仅减少疾病，维护生命健康，而且也是人类文明史上的破天荒之事。韩非子赞扬燧人氏"不期修古，不法常可"，根据实际情况而有所创造，这与"守株待兔"执而不化之举有霄壤之别。

韩非讲述的"钻燧取火"和"守株待兔"的故事，不但事关医学卫生，而且还有十分广泛和深刻的社会意义。守株待兔，本为韩非讽刺当时儒家违反社会发展规律，固守先王之道。但后世则以"守株待兔"比喻保守狭隘经验，不知变通，或妄想不劳而获，坐享其成，与原意已有差异。

【原文】

管仲、隰朋[1]从于桓公而伐孤竹[2]，春往冬反，迷惑失道。管仲曰："老马之智可用也。"乃放老马而随之，遂得道。

行山中无水，隰朋曰："蚁冬居山之阳，夏居山之阴，蚁壤一寸而仞有水。"乃掘地，遂得水。

以管仲之圣[3]而隰朋之智，至其所不知，不难师于老马与蚁。今人不知以其愚心而师圣人之智，不亦过乎。

（《韩非子·说林上》）

【注释】

[1]隰朋：春秋齐大夫，助管仲相桓公，成霸业。

[2]孤竹：商、周时古国名，墨胎氏。在今河北卢龙东南。齐桓公救燕伐山戎，曾攻及孤竹。

[3]圣：《抱朴子·内篇·辨问》："世人以人所尤长，众所不及者，便谓之圣。"

【解读】

管仲、隰朋，有圣智之称，尚藉老马识途，蚁壤得水。然而每有人不肯师圣人之智，故所以称之为"愚"。

"老马识途"，今已成为成语。

【原文】

有献不死之药于荆王[1]者,谒者操之以入。中射之士[2]问曰:"可食乎?"曰:"可。"因夺而食之。王大怒,使人杀中射之士。中射之士使人说王曰:"臣问谒者,曰'可食',臣故食之,是臣无罪,而罪在谒者也。且客献不死之药,臣食之而王杀臣,是死药也,是客欺王也。夫杀无罪之臣而明人之欺王也,不如释臣。"王乃不杀。

(《韩非子·说林上》)

【注释】

[1]荆王:楚王。荆,古代楚国的别称,因其原建国于荆山一带,故名。

[2]中射之士:射,官名,掌射。中射之士,谓宫中掌射之士。

【解读】

客献不死之药于荆王的寓言故事,又见于《战国策》。故事生动地描写了中射之士的聪明应变,而更反衬出荆王的愚昧。在历史上,追求长生不死的君王不胜枚举。《史记》记载,秦始皇信方士卢生,使徐市求不死之药于海上;汉武帝亦遣方士寻不死之药。在唐代及明代,不少皇帝皆因误服丹药而致死。

《韩非子·外储说》又有"客有教燕王为不死之道"的故事,与《说林》所载相似。

【参阅】

《韩非子·外储说左上》:"客有教燕王为不死之道者,王使人学之,所使学者未及学而客死。王大怒,诛之。王不治客之欺己,而诛学者之晚也。夫信不然之物,而诛无罪之臣,不察之患也。且人所急无如其身,不能自使其无死,安能使王长生哉?"

【原文】

有侁氏[1]女子采桑,得婴儿于空桑之中,献之其君。其君令烰人[2]

养之。察其所以然，曰："其母居伊水之上，孕。梦有神告之曰：'臼出水而东走，毋顾。'明日，视臼出水，告其邻，东走十里而顾，其邑尽为水，身因化为空桑。"故命之曰伊尹。此伊尹生空桑之故也。

长而贤。汤闻伊尹，使人请之有侁氏，有侁氏不可。伊尹亦欲归汤，汤于是请取妇为婚。有侁氏喜，以伊尹为媵[3]送女……汤得伊尹……说汤以至味。

（《吕氏春秋·本味》）

【注释】

[1] 有侁氏：侁，读作"莘"。"有侁氏"即"有莘氏"。按《帝王世纪》，汤先娶有莘氏为妃。

[2] 烰人：烰，《说文》"烝也"，借为庖。

[3] 媵：送女者。《史记·殷本纪》："阿衡欲干汤而无由，乃为有莘氏媵臣。"

【解读】

相传商代伊尹创制汤液，对后世医药的发展影响极为深远。《吕氏春秋·本味》记载伊尹之事，伊尹母居伊水之上，孕产后置婴儿于仝桑之中，此事合乎情理，可信。然而在避水厄后回顾其邑而身化为空桑，则悖乎情理，当是古代传说神化其事，实属古代社会文化的特色。

有侁氏君令烰人养伊尹，成长后亦善于庖，故为媵臣至汤后，掌庖宰之事。

【参阅】

《孟子·万章上》："伊尹耕于有莘之野，而乐尧舜之道焉。……汤三使往聘之，既而幡然改曰：'与我处畎亩之中，由是以乐尧舜之道，吾岂若使是君为尧舜之君哉？吾岂若使是民为尧舜之民哉？吾岂若于吾身亲见之哉？天之生此民也，使先知觉后知，使先觉觉后觉也。予，天民之先觉者也，予将以斯道觉斯民也。非予觉之而谁也？'……其自任以天下之重如此，故就汤而说之以伐夏救民。"

《韩非子·难言》："上古有汤，至圣也；伊尹，至智也。夫至智说至圣，然且七十说而不受，身执鼎俎为庖宰，昵近习亲，而汤乃仅知其贤而用之。故曰：以至智说至圣，未必至而见受，伊尹说汤是也。"

【原文】

齐王[1]疾痏[2]，使人之宋迎文挚[3]。文挚至，视王之疾，谓太子曰："王之疾必可已也。虽然，王之疾已，则必杀挚也。"太子曰："何故？"文挚对曰："非怒王则疾不可治，怒王则挚必死。"太子顿首强请曰："苟已王之疾，臣与臣之母以死争之于王，王必幸[4]臣与臣之母，愿先生之勿患也。"文挚曰："诺。请以死为王。"与太子期，而将往不当者三[5]，齐王固已怒矣。文挚至，不解屦登床，履王衣，问王之疾，王怒而不与言。文挚因出辞以重怒王，王叱而起，疾乃遂已。王大怒不说[6]，将生烹文挚。太子与王后急争之而不能得，果以鼎生烹文挚。

（《吕氏春秋·至忠》）

【注释】

［1］齐王：高诱注："齐王，湣王也，宣王之子。"

［2］疾痏（wěi）：病痏。痏，有多义：（1）殴人皮破血流者称"痏"。（2）针刺疮痕为"痏"。《灵枢·邪气藏府病形》："已发针，疾按其痏，无令其血出。"（3）针刺术语，代表针刺次数。《素问·刺腰痛》："刺之三痏。"（4）疮，亦称"痏"。

王充《论衡·道虚》作"齐王疾痏"。《周礼·天官·疾医》有"痏首疾"。按：齐王病因怒而已，疑即"痏首疾"，而非病痏。《论衡》"疾痏"之说较切。

［3］文挚：《列子·仲尼》云："龙叔谓文挚曰：'子之术微矣。吾有疾，子能已乎？'文挚曰：'唯命所听。然先言子所病之证。'"文挚是宋国名医。

［4］幸：亲爱义。《玉篇》："幸，御所亲爱也。"

［5］将往不当者三：三次失期。

［6］不说：不解。《诗经·卫风·氓》"犹可说也。"郑《笺》曰："说，解也。"

【解读】

文挚治齐王之病，在中国医学史上被视为精神刺激法治疗心身疾病的先例。

继之者有三国时华佗。《三国志·魏书·方技传》载华佗事迹云："有一郡守病，佗以为其人盛怒则差，乃多受其货而不加治。无何，弃去，留书骂之。郡守果大怒，令人追捉杀佗。郡守子知之，属使勿逐。守瞋恚既甚，吐黑血数升而愈。"其事实与文挚类似，然有幸有不幸。

《内经》曾谓："思伤脾，怒胜思。"金元名医张子和阐发说："怒可以治思，以污辱欺罔之言触之……必诡诈谲怪，无所不至，然后可以动人耳目，易人听视。"（《儒门事亲·九气感疾更相为治衍》）说明情志疗法历史悠久，医家的匪夷所思，可以获得意想不到的疗效。

【原文】

楚人[1]有涉江者，其剑自舟中坠于水，遽[2]契[3]其舟曰："是吾剑之所从坠。"舟止，从其所契者入水求之。舟已行矣，而剑不行，求剑若此，不亦惑乎？以此故法为其国与此同。时已徙矣，而法不徙，以此为治，岂不难哉？

（《吕氏春秋·察今》）

【注释】

［1］楚：古国名。西周时立国于荆山一带，周人称之为"荆蛮"。其疆土扩大至长江中游，后建都于郢（今湖北江陵）。公元前 223 年为秦所灭。

［2］遽：遂，就。

［3］契：刻。

【解读】

古代哲人早在《周易》中再三训示，希望后人"与时偕行"。

"刻舟求剑"的故事，以舟已行而剑不行，比喻时已徙而法不变的愚昧之治。故事出于《吕氏春秋·察今》。秦孝公任用商鞅实行变法，《察今》所载的这一故事，属当时的喻世之言。但推而广之，实具有普遍性的意义。

作为医者，最忌刻舟求剑，执方治病。金代著名医学家刘完素曾说："余自制双解、通圣辛凉之剂，不遵仲景法桂枝、麻黄发表之药，非余自炫，理在其中矣。故此一时、彼一时，奈五运六气有所更，世态居民有所变，天以常火，人以常动，动则属阳，静则属阴，内外皆扰，故不可峻用辛温大热之剂……故善用药者，须知寒凉之味，况兼应三才造化通塞之理也。"（《素问病机气宜保命集·伤寒论》）刘完素在治疗方面，改变了当时以辛温药发表的成规，把解表之法转向寒凉，对温病论治做出了贡献。

事实上，历代医家学说的先后出现，推动了中医学的发展，体现了前人"与时偕行"的精神。唯有与时俱进，不断创新，中医学才有生命力，才能继续发展。

【原文】

煖[1]曰："王[2]独不闻魏文王之问扁鹊耶？曰：'子昆弟三人，其孰最善为医？'扁鹊曰：'长兄最善，中兄次之，扁鹊最为下。'魏文侯曰：'可得闻邪？'扁鹊曰：'长兄于病视神，未有形而除之，故名不出于家。中兄治病，其在毫毛，故名不出于闾。若扁鹊者，镵血脉，投毒药，副[3]肌肤，间而名出闻于诸侯。'魏文侯曰：'善'。"

（《鹖冠子·世贤》）

【注释】

[1]煖：庞煖。

［2］王：指卓襄王。

［3］副：用刀剖开之意。

【解读】

《鹖冠子》借医为喻，言治于未乱之旨。

《灵枢·玉版》曰："圣人自治于未有形也，愚者遭其已成也。"

又《官能》篇说："是故上工之取气，乃救其萌芽；下工守其已成，因败其形。"扁鹊以神医闻名，但自以为只能治血脉、肌肤之病；其长兄治病于"未有形"，故虽无医名，但其术最善。

【原文】

秦穆公[1]谓伯乐[2]曰："子之年长矣，子姓有可使求马者乎？"对曰："良马者，可以形容筋骨相也。相天下之马者，若灭若失，若亡其一。若此马者，绝尘[3]弭辙[4]。臣之子皆下材也，可告以良马，而不可告以天下之马。臣有所与供儋缠[5]采薪者九方堙[6]，此其于马，非臣之下也。请见之。"

穆公见之，使之求马。三月而反报曰："已得马矣，在于沙丘。"穆公曰："何马也？"对曰："牡[7]而黄。"使人往取之，牝[8]而骊[9]。穆公不说[10]，召伯乐而问之曰："败矣！子之所使求者，毛物、牝牡弗能知，又何马之能知？"伯乐喟然大息曰："一至此乎！是乃其所以千万臣而无数者也。若堙之所观者，天机也。得其精而忘其粗，在内而忘其外，见其所见而不见其所不见，视其所视而遗其所不视。若彼之所相者，乃有贵乎马者。"马至，而果千里之马。故老子曰："大直若屈，大巧若拙。"

（《淮南子·道应训》）

【注释】

［1］秦穆公：春秋时诸侯国秦国君主，前659～前620年在位。

［2］伯乐：相传春秋时善相马者。《淮南子·道应训》所记载的伯乐，或以为即孙阳，称为孙阳伯乐（见《通志·氏族略四》）。另《韩

非子·说林下》亦载伯乐，为春秋末赵简子之臣，即邮无恤（一作邮无正），字子良，号伯乐，善御马，又善相马，曾教两人到简子厩中相马。

［3］绝尘：足不沾尘土，形容奔驰快疾。

［4］弭辙：绝迹，谓拉车之马奔驰极快，不见车轮碾过的痕迹。

［5］儋缠：儋，“担”的古体字，肩挑。《国语·齐语》：“负任儋荷。”韦昭注：“背曰负，肩曰儋。”缠，扎束，捆束。

［6］九方堙：《列子·说符》作九方皋。春秋时人，善相马。其事见《淮南子·道应训》外，《列子·说符》亦有记载。

［7］牡：鸟兽的雄性。

［8］牝：鸟兽的雌性。

［9］骊：纯黑的马。

［10］说：通“悦”。

【解读】

伯乐善相马，九方堙尤精于此道，故推荐其为秦穆公求千里马。九方堙不辨毛色和雌雄，却能观察马的本质，所谓“得其精而忘其粗，在内而忘其外”。

九方堙之相马正如《老子》所说：“大巧若拙。”

叶天士为清一代名医，读其《临证指南医案》，引用《内经》等原文，往往不很正确，但却能得其神髓而多所发明。因而程门雪先生称赞其如九方堙之相马，贵乎得其“天机”，而牝牡骊黄，非其所视。

【原文】

儒书言：“共工[1]与颛顼[2]争为天子，不胜，怒而触不周之山，使天柱折，地维绝。女娲[3]销炼五色石以补苍天，断鳌足以立四极[4]。天不足西北，故日月移焉；地不足东南，故百川注焉。”此久远之文，世间是之言也。文雅之人，怪而无以非，若非而无以夺，又恐其实然，不敢

正议。以天道人事论之，殆虚言也。

（《论衡·谈天》）

【注释】

［1］共工：传说中上古时的诸侯。

［2］颛顼：传说中古代部落领袖，号高阳氏，居帝丘。

［3］女娲：女娲氏，传说中人类始祖，与伏羲相婚而生人类。

［4］四极：四方极远之地。

【解读】

世界上每个古老国家民族都有自己的神话故事。

共工怒触不周山及女娲炼石补天的神话，又载于《淮南子·天文训》《列子·汤问》，故事流传久远。虽然知为"虚言"不实，但不必非之，相反却闪耀着中华民族古代文化的灿烂光辉。

"天不足西北，故日月移焉；地不足东南，故百川注焉"，生动形象地描绘了古神州的时空地貌。在《黄帝内经·素问》中，也直接用其文字。如《阴阳应象大论》说："天不足西北，故西北方阴也，而人右耳目不如左明也；地不满东南，故东南方阳也，而人左手足不如右强也。"意在说明"此天地阴阳所不能全也"。《五常致大论》又说："天不足西北，左寒而右凉；地不满东南，右热而左温。"所讲的则是地势高下、气候温凉与人体的关系。

【参阅】

《素问·五常致大论》："天不足西北，左寒而右凉；地不满东南，右热而左温……东南方，阳也，阳者其精降于下……西北方，阴也，阴者其精奉于上……是以地有高下，气有温凉，高者气寒，下者气热。……阴精所奉其人寿，阳精所奉其人夭……此地理之常，生化之道也。"

【原文】

楚惠王[1]食寒菹[2]而得蛭，因遂吞之，腹有疾而不能食。令尹[3]

問："王安得此疾也？"王曰："我食寒菹而得蛭，念谴之而不行其罪乎，是废法而威不立也，非所以使国人闻之也；谴而行诛乎，则庖厨、监食者法皆当死，心又不忍也。吾恐左右见之也，因遂吞之。"令尹避席，再拜而贺曰："臣闻'天道无亲，唯德是辅'。王有仁德，天之所奉也，病不为伤。"是夕也，惠王之后[4]而蛭出，及久患心腹之积皆愈。

……或时惠王吞蛭，蛭偶自出。食生物者，无有不死，腹中热也。初吞蛭时未死，而腹中热，蛭动作，故腹中痛。须臾，蛭死腹中，痛亦止。蛭之性食血，惠王心腹之积殆积血也，故食血之虫死，而积血之病愈。犹狸之性食鼠，人有鼠病，吞狸自愈。物类相胜，方药相使也。食蛭虫而病愈，安得怪乎？

（《论衡·福虚》）

【注释】

[1]楚惠王：战国时楚国君主，前 328～前 298 年在位。

[2]菹：酢菜，腌菜。

[3]令尹：春秋战国时楚国官名，相当于中原诸国之宰相。

[4]之后：指解大便。之，犹"往"。

【解读】

楚惠王不忍庖厨、监食触法而死，因食水蛭而成疾。后来水蛭自出，其心腹所患积病亦愈。王充《论衡》分析此事，认为病愈是"物类相胜，方药相使"的缘故，无关乎所谓"仁德"。

按：水蛭中含有一种抗凝血物质，名水蛭素，作为药用，能破血、逐瘀、通经，治蓄血、癥瘕、积聚、妇女经闭、干血、跌仆损伤等病。

【参阅】

《本草汇言》："水蛭，逐恶血、瘀血之药也……按《药性论》言，此药行畜血、血癥、积聚，善治女子月闭无子而成干血痨者，此皆血留而滞，任脉不通，月事不以时下而无子……调其冲任，辟而成娠，血通而痨去矣。故仲景方入大黄䗪虫丸，而治干血、骨蒸、皮肤甲错、咳嗽成

228

劳者；入鳖甲煎丸，而治久疟疟母、寒热面黄、腹胀而似劳者；入抵当汤、丸，而治伤寒小腹硬满、小便自利、发狂而属畜血证者。"

《本草经百种录》："盖血既离经，与正气全不相属，投之轻药，则拒而不纳，药过峻，又反能伤未败之血，故治之极难。水蛭最喜食人之血，而性又迟缓善入，迟缓则生血不伤，善入则坚积易破，借其力以攻积久之滞，自有利而无害也。"

【原文】

赵简子病，五日不知人。大夫皆惧，于是召进扁鹊。扁鹊入视病，出，董安于问扁鹊。扁鹊曰："血脉治也，而何怪？昔秦缪公[1]尝如此矣，七日悟[2]……今主君之病与之同，不出三日病必间，间必有言也。"居二日半，简子悟……董安于受言而书藏之，以扁鹊言告简子，简子赐扁鹊田四万亩。

（《论衡·纪妖》）

【注释】

[1] 秦缪公：《史记·扁鹊仓公列传》为"秦穆公"。

[2] 悟：觉醒。《史记·扁鹊仓公列传》作"寤"。

【解读】

王充所记扁鹊治赵简子病的故事，亦见于《史记·扁鹊仓公列传》。传中并有扁鹊治虢太子尸蹶的故事，据载扁鹊分析其病而总结说："凡此数事，皆五藏蹙中之时暴作也。"

【参阅】

《史记·扁鹊仓公列传》："扁鹊曰：'若太子病，所谓尸蹶者也。夫以阳入阴中，动胃缠缘，中经维络，别下于三焦、膀胱，是以阳脉下遂，阴脉上争，会气闭而不通，阴上而阳内行，下内鼓而不起，上外绝而不为使，上有绝阳之络，下有破阴之纽，破阴绝阳，色废脉乱，故形静如死状。太子未死也。夫以阳入阴支兰藏者生，以阴入阳支兰藏者死。凡

229

此数事，皆五藏蹶中之时暴作也。良工取之，拙者疑殆。"

【原文】

昔扁鹊居宋[1]，得罪于宋君，出亡之卫[2]。卫人有病将死者，扁鹊至其家，欲为治之。病者之父谓扁鹊曰："吾子病甚笃，将为迎良医治，非子所能治也。"退而不用。乃使灵巫求福请命，对扁鹊而咒。病者卒死，灵巫不能治也。

夫扁鹊天下之良医，而不能与灵巫争用者，知与不知也。故事求远而失近，广藏而狭弃，斯之谓也。

(《新语·资质》)

【注释】

[1]宋：古国名，子姓。公元前11世纪，周公平定武庚反叛后，将商的旧都周围地区分封给庶兄微子启，建都商丘。有今河南东部、山东、江苏、安徽间地。春秋时，宋襄公图霸未成，国势渐衰。

[2]卫：古国名，姬姓。公元前11世纪，周公平定武庚后，将原商都周围和殷民十族分封给周武王弟康叔，建都朝歌。后被翟所败，齐助之，迁都楚丘，从此而成为小国。战国时国势更弱，沦为秦的附庸，终为秦所灭。

【解读】

扁鹊为天下良医，但不为卫人信用，卫人终因信巫而丧其躯。故《史记·扁鹊仓公列传》将"信巫不信医"列为六不治之一。《素问》也说："拘于鬼神者，不可与言至德。"陆贾《新语》讲述扁鹊的故事，以比喻良臣之不为朝廷信用。

【参阅】

《史记·扁鹊仓公列传》："使圣人预知微，能使良医得蚤从事，则疾可已，身可活也。人之所病，病疾多；而医之所病，病道少。故病有六不治：骄恣不论于理，一不治也；轻身重财，二不治也；衣食不能适，三不治也；阴阳并，藏气不定，四不治也；形羸不能服药，五不治也；信巫不信医，六不治也。有此一者，则重难治也。"

《素问·五藏别论》："拘于鬼神者，不可与言至德；恶于针石者，不可与言至巧。病不许治者，病必不治，治之无功矣。"

【原文】

魏武[1]行役，失汲道[2]，军皆渴。乃令曰："前有大梅林，饶子[3]，甘酸可以解渴。"士卒闻之，口皆出水，乘此得及前源。

（《世说新语·假谲》）

【注释】

[1] 魏武：魏武帝曹操。

[2] 汲道：引水渠道。

[3] 饶子：多子。

【解读】

兵士行军，口渴无水饮，曹操诡称前有梅林，兵士闻说，口中生津，得以解渴。凡吃过梅子的人，都知其酸而生津。"望梅止渴"成语出于此。

由于兵士曾经食梅，曹操的话引起了其心身的条件反射，因而起到了生津解渴的作用。

【参阅】

《本草纲目·果部·梅》时珍曰："梅，花开于冬而实熟于夏，得木之全气，故其味最酸，所谓'曲直作酸'也。肝为乙木，胆为甲木……故食梅则津生者，类相感应也。故《素问》云：味过于酸，肝气以津。"

附：经子书籍简介

《**周易**》简称《易》。为儒家重要经典，亦称《易经》。

古代哲学导源于宗教，与术数本属一家。《周礼·春官宗伯》记载："大卜……掌三易之法，一曰《连山》，二曰《归藏》，三曰《周易》。"汉儒郑玄谓是夏、殷、周三代之《易》。今独存《周易》。

周易包括《经》《传》两部分。《经》主要为六十四卦，每卦六爻，计三百八十四爻，有卦辞、爻辞以为说明。旧传伏羲画卦，文王作辞，说法不一，其始约在殷、周之际，而郑玄则以为卦辞、爻辞并为文王所作。《传》是对《经》的最早解说，包含解释卦辞、爻辞的七种文辞，共十篇，即上下象、上下象、上下系辞、文言、说卦、序卦、杂卦等，称为"十翼"。"十翼"相传为孔子所作，但据今人研究，以为大抵属战国或秦、汉之际儒家之作，显非出于一时一手。《史记·孔子世家》云："孔子晚而喜《易》，序《象》《系》《象》《说卦》《文言》。"其所谓"序"，乃是次序之意。要之，《易》本卜筮之书，其辞传之自古，而又经孔子删订编次而成。

《周易》基于八卦，象征天、地、雷、风、水、火、山、泽，以推测自然和人事的变化。认为阴、阳的相互作用是产生万物的根源，又称天、地、人为"三才"，而尤重于探究三者之间的复杂关系。

古今研究《易》学者甚夥，大别不外理、数两派。言理者每诋言"数"者为诬罔，言数者则诋言"理"者为落空。实则古代哲学源于宗教，与术数虽难分割，但孔门论《易》止于大义，故象数之说足为考证。今人读《易》，更须通于《易》义，不可泥于象数之说而背离哲学之义，以免堕于魔障。

《**尚书**》简称《书》。"尚"即上，表明其为上代所传之书。《书》为儒家经典之一，亦称《书经》。

《尚书》为中国上古历史文件和部分追述古代事迹的著作的汇编，保存着商、周，特别是西周初期的一些重要史料。

相传《尚书》由孔子编选而成，实则书中的《尧典》《皋陶谟》《禹贡》《洪范》等，是后来儒家所补充。

《尚书》又有"今文尚书"和"古文尚书"之分。西汉初，伏生所传二十八篇，即所谓"今文尚书"，今文家以为无阙。另有相传在汉武帝时（实为汉景帝末年）在孔子旧宅壁发现的"古文尚书"，以及东晋梅赜所献的"古文尚书"，东晋晚出之《古文书》虽属伪作，但亦多以古书为据。从此而有《尚书》真伪之分。

《**诗经**》本称《诗》。儒家经典之一，故称《诗经》。是我国最早的诗歌总集。

《诗》编成于春秋时代。相传孔子删诗，共三百零五篇，故约称"诗三百篇"。分"风""雅""颂"三体。"风"有十五国风，"雅"有"大雅""小雅"，"颂"有"周颂""鲁颂""商颂"。

"雅""颂"或有本事可指，大抵属周初至春秋中叶的作品。"风"则本为民间歌谣。相传周王室专派"行人"（或"遒人"）搜采而得，称为"采风"。其内容反映了当时十五国的多种社会情况，是珍贵的古史资料。

《诗》的写作，运用"赋、比、兴"的手法。其中不少篇章富有思想性和艺术感染力，对我国二千多年来的文学发展有深远影响。

汉代传《诗》者有鲁、齐、韩、毛四家。前三家为"今文诗学"，魏、晋后逐渐衰亡。盛行于东汉以后的为《毛诗》，《毛诗》为古文学派，相传为西汉初毛亨、毛苌所传。

历来治《诗》，凡有数种。或以《诗》作史；或以博物学治之，《论语》所谓"多识于鸟兽草木之名"；或用以证小学；或为文学研究。各有用途，所得亦各异。

《周礼》 本称《周官》。儒家经典之一，故又称《周官经》。书载周代王室官制和战国时诸国制度，并附儒家政治思想内容。

古文经学家认为《周礼》为周公所作，今文经学家认为出于战国，也有人指为西汉末刘歆所伪造。但据近人考证定为战国时作品。廖平、康有为皆谓今之《周礼》实集诸经之传及儒家诸子而成。

全书原有《天官冢宰》《地官司徒》《春官宗伯》《夏官司马》《秋官司寇》《冬官司空》等六篇。但《冬官司空》篇早已亡佚，在汉代补之以《考工记》。

《春秋》 儒家经典之一。编年体春秋史。相传孔子依据鲁国史官所编《春秋》加以整理修改而成。始于鲁隐公元年（前722），终于鲁哀公十四年（前481），计242年。为后代编年史的滥觞。《春秋》文字简短，富褒贬之意，后人称"春秋笔法"。后人解释《春秋》的有《左氏传》《公羊传》《穀梁传》，合称"春秋三传"。

《春秋左氏传》又称《左传》《左氏春秋》《春秋左传》。为儒家经典之一。旧传为春秋时左丘明所撰，清代今文学家认为是汉代刘歆改编，近人认为是战国初年人据各国史料编成。多用事实解释《春秋》，不同于《公羊传》《穀梁传》用义理解释。《左传》的历史年代起于鲁隐公元年，终于鲁悼公四年（前464），比《春秋》多17年。书中保存了大量古史资料，文字优美，记事详明，为中国古代著名的史学、文学名著。《左传》每与《春秋》合刊，为《十三经》之一。

《竹书纪年》 中国古代编年体史记。晋咸宁五年（279）在汲郡战国魏墓中发现，书于竹简，因以为名。凡十三篇，叙夏、商、西周时晋国和战国时魏国史事。为研究古代史的重要资料。

《礼记》 儒家经典之一。为秦、汉以前各种礼仪论著的选集。相传两汉时戴圣编纂，故又称《小戴礼》或《小戴礼记》。

《礼记》内容，包括《曲礼》《檀弓》《王制》《月令》《礼运》《学记》《乐记》《中庸》《大学》等四十九篇，多存礼家旧籍，大率为孔子弟子及其再传弟子所记，是研究中国古代社会情况、儒家学说和文物制度的重要参考书。今本《礼记》为东汉郑玄注本。

《论语》 儒家经典之一。为孔子弟子及再传弟子关于孔子言行的记录。

西汉时，有今文本的《鲁论》《齐论》以及古文本的《古论》三种。东汉郑玄将三者内容混合，共二十篇，即今本《论语》。

《论语》内容有孔子谈话、答弟子问及弟子间相与谈论，为研究孔子思想的主要文献资料。

东汉时列《论语》为七经之一，南宋朱熹将之与《大学》《中庸》《孟子》合为《四书》。

《孟子》 儒家经典之一。孟子及其弟子万章等著。《汉书·艺文志》载录十一篇，现存七篇。书中记载了孟子及其弟子的政治、教育、哲学、伦理等思想观点和活动，为研究孟子及思孟学派的主要材料。南宋朱熹将其与《论语》《大学》《中庸》合为"四书"。

孟子（约前372—前289），战国时思想家、政治家、教育家。名轲，字子舆。邹人。受业于子思的门人。曾历游齐、宋、滕、魏等国，一度任齐宣王客卿。因不见用，晚年与弟子万章等著书立说。将孔子"仁"的观念发展为"仁政"之说。提出"民贵君轻"，极力主张"法先王""行仁政"。肯定人性之"善"，并具有仁、义、礼、智等天赋的道德意识。提出"良知"和"良能"。同时，还提出养心寡欲的思想，要求"反求诸己"，排除物累，"善养吾浩然之气"。并认为"学问之道无他，求其放心而已"，把治学和认识归纳于心性修养问题。强调认识论和伦理学相统一的"天人合一"说。孟子的学说对后世儒者影响很大，被认为是孔子学说的继承者，而有"亚圣"之称。

《孝经》儒家经典之一。为孔门后学所作。共十八章。论述孝道，宣传宗法思想。其书《吕览》即已引之，在汉代实有传授。由于汉时社会宗法尚严，视孝甚重，故列为七经之一。

《孝经纬》引孔子云："志在《春秋》，行在《孝经》。"郑玄《六艺论》云："孔子以六艺题目不同，指意殊别，恐道离散，后世莫知根源，故作《孝经》以总会之。"可见汉人重之之故。

《管子》战国时齐稷下学者托名管仲所作，其中也有汉代附益内容。共 24 卷。原八十六篇，存七十六篇。包含有道、名、法诸家的思想，以及天文、历数、舆地、经济、农业、医学等知识。中多管仲遗说。《心术》《白心》《内业》篇中，保存有道家"气"的学说；《水地》篇提出了以"水"为万物根源的思想。

管仲（？—前 645），为春秋初期政治家。名夷吾，字仲。齐桓公任为卿，因之国力大振，使齐国成为春秋时第一位霸主。

《晏子春秋》旧题春秋齐晏婴撰，实系后人依托并采掇晏子言行而作。《汉书·艺文志》儒家列《晏子》一书，未知是否即今传《晏子春秋》。但据 1972 年山东临沂银雀山西汉墓出土的《晏子》残简与今本章节对照，其内容大体一致。

《晏子春秋》有内、外篇共 8 卷，二百十五章。其书与《左传》相似，所记之事亦多重复。

唐柳宗元因该书之旨尚兼爱，非乐、非厚葬、非儒、明鬼等类多出墨子，故认为系齐国的墨子之徒所作。

《孙子》亦称《孙子兵法》《吴孙子兵法》《孙武兵法》。中国古代最为著名的、现存最早的兵书，春秋末孙武作。《史记·孙子吴起列传》记载孙武以兵法十三篇见吴王阖闾。《汉书·艺文志》著录《吴孙子兵法》八十二篇，图九卷。后世所传皆作十三篇。

今本十三篇，包括计、作战、谋攻、形、势、虚实、军争、九变、行军、地形、九地、火攻、用间。总结了春秋末年以前的战争经验，揭示了一些重要规律，历来称"兵经"，备为国内外重视。

《吴子》战国初魏将吴起与魏文侯、魏武侯论兵之说的辑录。《汉书·艺文志》称"吴起四十八篇"。今存影宋本系后人所托，有图国、料敌、治兵、论将、应变、励士六篇。是《孙子》兵法有关思想的继承和发展，为历代兵家所重。

《墨子》春秋战国之际墨家学派的著作总汇。《汉书·艺文志》著录《墨子》七十一篇，今存五十三篇。

书中《兼爱》《非攻》《天志》《明鬼》《尚贤》《尚同》《非乐》《非命》《节葬》《节用》等篇，是墨子思想的代表作。以下多记述墨子及其弟子的言行，并包括后期墨家的哲学和科学著作。

墨子（约前468—前376），名翟，春秋战国之际的思想家、政治家，墨家的创始者。相传原为宋国人，后长期居鲁国。曾学儒术，因不满烦琐的"礼"，遂立新说，聚徒讲学。其"天志""明鬼"，不离殷周传统思想，但赋之以"非命"和"兼爱"，力主"兼相爱，交相利"。其"非攻""非乐""节用"等主张，体现了他反对掠夺战争及抨击贵族奢侈享乐的思想。

墨子学说在当时的思想界影响很大，与儒家并称"显学"。

《老子》亦称《道德经》，道家的主要经典，相传为春秋末老聃著。今有学者认为"从书的思想内容和涉及的某些问题来看，该书可能编定于战国中期，基本上仍保留了老子本人的主要思想"。（《辞海》）

老子，春秋时思想家，道家的创始人。姓李名耳，又称老聃，字伯阳，楚国人。曾任周"守藏室之史"，为管理藏书的史官，孔子曾向其问礼。后隐退，著《老子》一书。

《老子》以"道"说明宇宙万物的演变，提出"道生一，一生二，二生三，三生万物"。认为"道""莫之命而常自然"，"独立而不改，周行而不殆"，既是客观的自然规律，又为永恒的本体。同时提出"反者道之动"，"祸兮福之所倚，福兮祸之所伏"，重视事物的正反面及其转化。并还主张贵柔守雌、知足寡欲，提倡"无为而治"。其思想体系中蕴有丰富的朴素辩证法思想。老子学说对中国哲学的发展有很大影响。

在《老子》一书中，还保存了许多古代天文、生产技术等方面的资料，还涉及军事、养生等方面。

《庄子》亦称《南华经》。道家经典之一。《汉书·艺文志》著录《庄子》五十二篇，今存三十三篇。其中内篇七篇为庄子所著，外篇及杂篇或搀杂其门人和后来道家的作品，但都反映了庄子的思想。

庄子（约前369—前286）为战国时哲学家。名周，宋国蒙人，曾任蒙漆园吏。家贫借粟，但拒绝楚威王的厚聘。

庄子继承并发展了老子的"道法自然"的观点，主张通过"坐忘"而齐物我、是非、生死，达到"天地与我并生，而万物与我为一"的精神境界，安时处顺，逍遥自得。又提出"吾生也有涯，而知也无涯""天地有大美而不言"等关于认知和美学的问题。庄子的哲学思想达到很高的思维水平，其文笔汪洋恣肆，想象丰富，并采用寓言故事表述，无论在哲学和文学上都有极高研究价值，对后世影响很大。

《列子》相传为战国道家列御寇所著。《汉书·艺文志》著录《列子》八篇，早佚。今本《列子》八篇，学者认为或系晋代张湛所作。其书内容多为寓言故事和神话传说，旨意大致归同于老庄，又多与佛经相参合。

唐天宝元年（742），诏号《列子》为《冲虚真经》，成为道教的经典之一。

《庄子》中载有关于列御寇的传说。《吕氏春秋·不二》说"子列子贵虚"，即贵虚静无为。西汉刘向谓"其学本于黄帝、老子"。被道家尊为前辈。《淮南子·精神训》谓列子为郑隐士壶子林弟子。

《列子》中有关古代宇宙论和认识论的论述，其义甚精。不少寓言故事，流传于后世。

《鹖冠子》鹖冠子，战国时楚人，居深山，以鹖为冠，故名。为道家。《汉书·艺文志》著录《鹖冠子》一篇，隋、唐时皆作三卷，今传本亦三卷，十九篇。其内容词古义茂，原本道家述人事当遵循自然之意。

《尹文子》相传战国时尹文著。大抵为魏、晋时人袭录增删尹文残文，而又经整理撰写而成。其书一卷，上下篇。主张统治者自处虚静，并对事物要综名核实。其说与黄老形名之学相近。

《荀子》战国末荀子（约前313—前230）著。

荀子，名况，战国末思想家、教育家，时人尊号为"卿"。赵国人。游学于齐，为祭酒（学长）。后赴楚国，春申君用为兰陵令，后著书终老其地，韩非、李斯都是其学生。

《荀子》三十二篇。其中《大略》《宥坐》等最后六篇，或为其弟子所记。总结和发展了先秦哲学思想。如《天论》阐述了自然观，《解蔽》阐述认识论，《正名》阐述逻辑思想，关于伦理、政治思想的则有《性恶》《礼论》《王霸》《王制》等篇。此外，《非十二子》是对先秦各学派的批判性总结；《成相》篇以独特的民间文学形式，表述了君相治国之道；《赋篇》包括五篇短赋，在文学史上有一定地位。

荀子的思想反对天命、鬼神迷信之说。认为"天行有常"，即自然运行法则是客观存在的，并提出"制天命而用之"，有人定胜天的思想。但其宇宙观未免有循环论的色彩。在认识论方面，认为人通过"天官"和"天君"（即感官和心）的知觉作用而认识客观世界，并强调思维对于感觉的辨别和验证。又认为认识的"公患"是"蔽于一曲而暗于大理"，必须使心"虚一而静"，以获得全面的正确认识。但又把"心"视作"形之君也，而神明之主也，出令而无所受令"，而认其为主宰。此外，在政治上主张礼法兼治，王霸并用。在经济上强调强本节用、开源节流。所作《乐论》一篇，系统论述了"礼乐"思想，认为"人不能无乐"，强调"美善相乐"，音乐"可以善民心""移风易俗"，其说理颇为透辟。

《韩非子》集先秦法家学说大成的代表作。为战国末哲学家、法家主要代表人物韩非遗著，后人又搜集加入有关韩非学说的文章编辑而成。

韩非（约前280—前233），出身韩国贵族，与李斯同师事荀子。曾建议韩王变法图强，不见用，著《孤愤》《五蠹》《说难》等十余万言，为秦王重视，邀使秦国。不久被李斯等谗言，自杀狱中。

韩非吸收道、儒、墨名家思想，并有选择地接受前期法家的思想，集法家学说之大成，提出了一系列"法""术""势"相结合的法治主张。

《韩非子》二十卷，五十五篇，重要的有《孤愤》《解老》《喻老》《难势》《五蠹》《定法》《显学》等篇。

《山海经》 十八卷，作者不详，各篇著作时间亦无定论，大抵非出于一时一人之手。其中十四篇是战国时作品，《海内经》四篇则为西汉初年所作。内容主要为传说中的地理知识，包括山川、道里、民族、物产、药物、风俗等内容。其中有关矿物的记载，为世界上最早的文献。

《吕氏春秋》 亦称《吕览》，战国末秦相吕不韦集合门客编著，属杂家代表作。《汉书·艺文志》著录《吕氏春秋》二十六篇，今存。其编次当为先《览》，后《论》，而终之以《纪》，举其居首者言，故世称《吕览》。

吕不韦（？—前235），战国末卫国巨商，在赵都邯郸遇见入质于赵的秦公子异人，认为奇货可居，因入秦游说华阳夫人，立异人为太子。异人即位，为庄襄王。吕不韦为相国，封文信侯。庄襄王卒，秦王政年幼即位，继任相国，称"仲父"。食邑十万户，又以十城为封邑，有门客三千，家僮十万。后被免职，迁蜀郡，忧惧自杀。

《吕氏春秋》全书分《十二纪》《八览》《六论》，共一百六十篇。内容以儒、道为主，兼及名、法、墨、农及阴阳家言。汇合先秦各派学说，引证古史旧闻，以及有关天文、历数、音律、农学等诸多方面的资料。

《吕氏春秋》为杂家之始。清毕沅所谓"其著一书，专诹世名，又不成于一人，不能名一家者，实始于不韦，而《淮南》内外篇次之"。

《吕氏春秋》号称杂家，但其中儒家言独多，虽多道家言，然多属儒、道二家之公论。

《尔雅》 我国最早解释词义的专著。由汉初学者缀辑周、汉诸书旧文，递相增益而成。今本十九篇。首三篇《释诂》《释言》《释训》，将古书中的同义词分别归并，以通用词解释。《释亲》《释宫》《释器》以下各篇，解释各种名物。

是书为考证词义和古代名物的重要文献资料，后世经学家多用以解说经义，至唐、宋时为"十三经"之一。

《阴符经》全称《黄帝阴符经》，一说为唐李筌所伪托。分为上、中、下篇，为一卷。有太公、范蠡、鬼谷子、张良、诸葛亮、李筌等六家注。内容多谈道家政治哲学思想，亦涉及纵横家、兵家言，并言修养、丹术，提出"阴阳相胜之术""心生于物，死于物""圣人知自然之道不可违，因而制之"等命题。历代史志将其列入道家，亦或归于兵家。

《新语》西汉陆贾著，共十二篇。为总结秦、汉失得天下经验教训的奏章，汉高祖刘邦号为"新语"。

《法言》西汉扬雄著，十三卷，摹拟《论语》体裁，内容以儒家思想为中心，兼采道家。认为"天地交，万物生"（《修身》），"有生者必有死，有始者必有终，自然之道也"（《君子》）。反对天命与神仙方术，强调修身立本。

《春秋繁露》西汉哲学家、今文经学大师董仲舒（前179—前104）撰，十七卷，八十二篇。《汉书·艺文志》及本传所记载的篇名与传本不尽相同，后人疑其非董氏一人所作。董氏专治《春秋公羊传》,《春秋繁露》书中内容推崇公羊学，阐发"春秋一大统"之旨，杂糅儒家思想和阴阳五行学说，比附自然和人事，有牵强之说，并建立"天人感应"论体系。其三纲、五常、三统等论，为加强当时的封建统治提供了理论依据。

《盐铁论》西汉桓宽编著。宽在汉宣帝时任为郎，官庐江太守丞。《盐铁论》一书为记录汉昭帝时盐铁会议上桑弘羊和贤良文学等辩论的文献。书分十卷六十篇，各立标题，内容连贯。

汉昭帝始元六年（前81），召集各地推举的贤良文学六十多人在京城会议，"问民间所疾苦"。贤良文学对政府政策进行了全面批评，并与御史大夫桑弘羊等反复辩论。内容涉及政治、经济、军事、文化等多方面。

《抱朴子》 东晋道教理论家、医学家、炼丹术家葛洪（约281—341）著。洪自号抱朴子，因名其书。书分内、外篇。内篇谈"神仙方药、鬼怪变化、养生延年、禳邪却祸之事"，属"神仙家言"，对道教理论有所发展。外篇评论"人间得失，世事臧否"，反映其内神仙而外儒术的根本面貌。

外篇《金丹》《黄白》等研究炼丹、炼金；《仙药》等篇有以植物治病的记载，对化学和制药的发展有一定贡献。

《抱朴子》还保存了中国早期医学典籍和民间方剂，其中有对天花、恙虫病的世界最早记载，以及有关养生学方面的许多论述。

《新论》 东汉桓谭（约前20—56）著，二十九篇，亡佚，在《弘明集》中载存《形神》一篇。今《桓子新论》以清严可均《全后汉文》辑本较为完备。

桓谭官至议郎给事中，善鼓琴，博学多通，遍习五经，而喜非毁俗儒，反对谶纬神学、灾异迷信。其阐述"形神"关系，提出"以烛火喻形神"的著名论点，认为"精神居形体，犹火之燃烛矣"，烛完则火灭形亡，精神不复存在，并谓"生之有长，长之有老，老之有死，若四时之代谢矣"。对无神论者思想发展很有影响。

《白虎通》 又称《白虎通义》《白虎通德论》。东汉史学家、文学家班固（32—92）等编辑。记录章帝建初四年（79）在白虎观经学辩论的结果。自古文经传出现后，与今文经学就文学、思想和师说等方面进行了争辩，今文经学派欲通过皇帝之称定论，《白虎通》的思想，是董仲舒以后今文经学派哲学思想的延伸和扩大。

《论衡》 东汉哲学家王充（27—约97）著。全书分八十五篇，今缺《招致》一篇。《自纪》称"伤伪书俗文多不实诚，故为《论衡》之书"。书中发挥了古代哲学中"元气自然论"的宇宙观和认识论，认为"天地合气，万物自生"，"人未死，在元气之中；既死，复归元气"。还论述了人与自然、精神与肉体的关系；提出"夫天道，自然也，无为"，批判了"天人感应"说与谶纬迷信；提出"知物由学"，"须任耳目以定情实"，批评了"生而知之"及儒家的一些传统观点。

《潜夫论》 东汉末哲学家王符（约85—162）著。作者一生隐居著述，不欲彰显自己，故以"潜夫"为书名。

书凡十卷，合叙论共三十六篇。内容多指陈时政得失，反对谶纬迷信，揭露官吏豪强奢侈浪费、迫害人民的罪行。反对"生知"说。肯定"气"是世界万物的本源，一切自然现象"莫不气之所为也"（《本训》）。

《申鉴》 东汉末哲学家、史学家荀悦（148—209）著。共五卷，载有《政体》《时事》《俗嫌》和《杂言》上下篇。旨在申明历史教训以为借鉴，故名申鉴。

荀氏善于解说《春秋》，以儒术论政，主张德、刑并用，驳斥谶纬符瑞等宗教迷信。在天人关系上持自然意义的"天人感应"说。

《世说新语》 简称《世说》，古代小说集，南朝宋刘义庆辑。原八卷，今本三卷，分德行、言语、政事、文学等三十六门。主要记载魏晋士大夫言谈轶事，反映了当时士族的思想、生活和清谈、放诞的风气。

该书语言精练，辞意隽永，对后世文学颇有影响。